40歳からの「認知症予防」入門

リスクを最小限に抑える考え方と実践法

伊古田 俊夫　著

ブルーバックス

カバー装幀／芦澤泰偉・児崎雅淑
カバーイラスト／中山尚子
本文デザイン・図版制作／鈴木知哉＋あざみ野図案室

はじめに
「認知症の人が増えない社会」を目指して

ある秋の日、私は空知《そらち》から札幌へ、道央自動車道を走っていました。

真っ青な空、やわらかい陽光、鮮やかな紅葉……、すべてがさわやかでした。そのときです。

「あっ!」

インターチェンジから乗り入れてきた車が右折しかけ、走行車線に誤進入する気配を見せたのです。ギクッと驚いた私は、クラクションを鳴らすと同時にブレーキを踏んで、それから追い越し車線に移りました。右折しかけた車は一瞬たじろぎながら左折し直し、走行車線に沿って走って行きました。ちらっと見えた運転席では、高齢の男性がハンドルを握っていました。

自宅に帰り着いてもまだ、動悸《どうき》は収まっていませんでした。逆走しかけた高齢者が、認知症を患っている人かどうかはわかりません。ただ、いま私たちの暮らすこの社会が「認知症の人や、認知症が始まりかけた人々とともに暮らす社会」であることを、あらためて実感していました。

これまでの私は、講演や著作を通じて、認知症の人が増加する社会の中で「認知症の人に優しい社会をつくろう」「認知症の人を支えて一緒に穏やかに暮らせる社会を実現しよう」などと語ってきました。しかし、その日の高速道路での体験を境に、心の中に新しい視点が芽生えました。

それは、認知症の人の安心・安全、社会の安心・安全を守るためには、認知症の人がこれ以上増加することのないよう、社会を挙げて取り組み、食い止める必要がある、ということです。認知症の人に優しい社会、認知症の人と共生する社会の実現といっても、認知症の人が増えすぎたのでは、容易ではありません。予防に目を向け、認知症の人が減っていくような社会を目指して努力しなければならない――。そんな思いが沸々《ふつふつ》と湧き上がってきたのです。

＊

日本社会における認知症は、急速に増加しています。二〇一五年の推計値では、五二〇万人と発表されました。これに迫る〝予備軍〟の数も四〇〇万人と推計されており、国民の一〇人に一人が認知症を患うという社会が目前に迫っています。認知症の人を社会全体で支える理念や構想が多数、発表されていますが、認知症の人が現在のペースで増加するならば、少子高齢化という現実の中で、早晩それは困難に行き当たるでしょう。

すでに介護現場では、介護職員が不足し、また高齢化しています。人手不足ゆえの外国人介護士や介護ロボット導入への期待が高まっています。これが現実です。

日本での活動実績もあるマーガレット・ロック教授（カナダ・マッギル大学文化人類学・医療

社会学）の指摘は強烈です。

「今、世界は高齢化の津波に襲われ、認知症の洪水が発生している」「もしこの洪水を止める方法が見つからなければ、この状況は各国の医療制度を破綻《はたん》させ、世界経済を狂わせる可能性が高い」（『現代思想』二〇一五年三月号）。

ロック教授のいう「津波と洪水」の喩《たと》えが適切とは思いませんが、「このままでは危ない！」という痛切な悲鳴が聞こえてきます。ロボット利用のような表面的な対策ではなく、認知症を予防し、認知症の人そのものを減らす抜本的な対策を社会全体で考え、実践することが求められています。そのような取り組みなくして、この国の明るい未来はひらけてきません。

本書は、一臨床医のそんな危機感と使命感から、認知症の予防策を一人でも多くの方に、それも発症までに時間的猶予のある現役世代＝働き盛りのみなさんに知っていただくべく、平易にまとめたものです。

＊

認知症の多くは、その原因がわかっていません。原因もわからないのに、ほんとうに予防が可能なのでしょうか？

可能である、と私は考えます。

実際に、高齢化の進む先進国の一つ、イギリスでは認知症が減り始めています。生活習慣病の予防と治療の重視、大胆で徹底した減塩政策などを実施することでまず脳卒中を予防し、その結果として、認知症を減らすことにみごとに成功しているのです。

一九九〇年前後と二〇一〇年前後の二度にわたる調査で、イギリスにおける認知症の人の数が減り始めている事実を知って、私は大きなショックを受けました。長寿・高齢化が進み、高齢者人口が増えている国で認知症が増えるのは避けようがない——そう思い込んでいたからです。

しかし、本文で詳しくみていくように、実際は違いました。「認知症の人が増えない社会」の実現は可能だったのです。日本もイギリスに学び、もう一歩突っ込んだ認知症予防対策を実施すべき時代が来たのではないでしょうか。

心強いことに、四〇~五〇代の「働き盛り世代」から生活習慣病の予防対策を始めると、高齢期の認知症を未然に防止する効果が高いことがわかってきました。働き盛り世代のみなさんにそのことをお伝えすべく、本書のタイトルに「40歳からの」というキーワードを盛り込みました。

認知症の「予防」とは真の完全予防ではなく、発症の「先送り」を意味しています。ここにポイントがあります。「認知症の予防とは認知症を先送りすることである」とは、群馬大学大学院の山口晴保教授の言葉です（『認知症にならない、負けない生き方』）。私も、この考え方に賛同しています。

現状では、年をとればとるほど認知症は増えていきます。認知症の予防を「発症の先送り」と考えることが合理的です。可能であれば、五年間程度先延ばしすることが一つの目標です。認知症の発症を五年間先送りできれば、認知症の人の数は四割ほど減少することがわかっています。

＊

本書の構成をご説明しておきます。

まず、第1章では認知症予防策（先送り策）の全体像をスケッチ的に示します。第2章ではその具体策としての生活習慣に関する考え方を、第3章では運動療法や脳トレについて取り上げます。第4章ではシニア世代の愛と性についての問題を、高齢者の生きがいや豊かな心の問題として考察してみました。それが、認知症の危機を先送りする可能性を秘めているからです。

つづく第5章では、早期のうちに認知症を発見し、本格的な重症化を防ぐための方策を考えます。そして最終第6章には、いまや全国民に必須である認知症の基礎知識をまとめました。

各章のところどころに「Q＆A」を配置し、認知症に関する必須知識の要点を整理できるよう配慮しました。答えを考えながら、読み進めていただければ幸いです。

初めて認知症の本を読む方は、第6章からお読みいただくとわかりやすいと思います。認知症という病気そのものをさらに深く学びたい人は、拙著『脳からみた認知症』『社会脳からみた認知症』（ともに講談社ブルーバックス）をぜひ手にとってみてください。これら前二著では、認知症の病態、診断・治療法などを詳しく解説しています。本書は、それをふまえて、「40歳からの認知症予防」について体系的にまとめたものです。

本書の執筆にあたっては、北海道新聞に二〇一四年四月から二〇一六年三月にかけて連載した記事をベースに、大幅に加筆・修正を行いました。新聞掲載時の原型をとどめている部分は全体の半分ほどで、事実上新しい著書として生まれ変わっています。連載をお読みくださっていたみなさんにとっても、あらためて参考になる内容になったと確信しています。

高齢期のみなさんはもちろん、働き盛り世代のみなさんが本書を通して認知症の予防に関心をもっていただけることを、心から願うものです。

第5章 「早期発見・早期対応」の徹底で重症化を防ぐ 139

第1章

四〇歳からはじめる認知症予防

prevention of dementia

1-1 認知症を減らすためにできること

――高血圧や糖尿病を退治すると、認知症の発症リスクは半減する
――認知症予防食をとりつづけると、認知症は三割減る
――ウオーキングやサイクリングなど、有酸素運動が認知症の予防に役立つ
――禁煙、塩分の制限、アルコール飲料の適量摂取は認知症予防に有用である
――人との交流をつづけ、社会的活動に参加することで認知症は遠ざかる

世の中で提唱されている認知症予防法を、ざっと取り上げてみました。このような予防策を実行すれば、ほんとうに認知症を予防できるのでしょうか？　本章では、これらについて検討していきます。まずは、現代の日本社会における認知症の現状を知り、つづいて、認知症予防法のアウトラインをみていくことにしましょう。

オープニングは「Ｑ＆Ａ」から。解答を考えながら、認知症の実態に迫っていきます。

●増える認知症――そろそろストップしなければ

Q1

世界的にみても、日本の高齢化は「急速」であるといわれています。現在のわが国で、認知症の人とその兆候が認められる人（軽度認知障害）とを合わせると、何人くらいいるのでしょうか？

①五〇〇万人
②七〇〇万人
③九〇〇万人

認知症の人が五二〇万人、その兆候が認められる人が四〇〇万人と推計されています。この数は、〝国民病〟とよばれる糖尿病に匹敵します。

深刻なのは、認知症の人の数が、新たな数字が発表されるたびに増加していることです。五〜六年前には「二〇二五年には三〇〇万人を超える」などという数値もありましたが、二〇一五年の時点ですでにその二倍近くに達しています。調査の手法によって数値は異なりますが、わが国で認知症が急速に増加していることは間違いありません。

認知症はなぜ、急増しているのでしょうか？

長寿の人が増えたために、認知症の人も増えている——認知症は年齢とともに増加しますので、これはこれでそのとおりです。九〇歳を超えると、過半数の人が認知症を発症します。

では、長寿だけが認知症が増加した要因なのでしょうか？　この点に関しては、さまざまな研究が行われており、食生活の変化や運動不足、それに伴う生活習慣病の増加が、認知症の増加につながっているといわれています。

高血圧や糖尿病は、認知症をほぼ倍加させる要因であることがわかってきました。労働環境も大切です。きつい仕事や不安定な雇用から受けるストレスによって、うつ病やアルコール依存症になる人も増えています。これらの症状も、認知症増加の下地となります。うつ病を長期間患った人は、認知症になりやすいと考えられています。認知症予防のためには、社会環境や生活習慣の見直しがきわめて重要です。

日本における認知症の増え方は、他の先進諸国に比べてより急速であるといわれます。背景には、生活環境や生活習慣の急速な変化があると考えられています。

Q1の正解は③です。

認知症の患者数の拡大に、そろそろストップをかけなければいけません。あまりに増えすぎてしまうと、社会の中で認知症の人を支え切れなくなるからです。そのような心配が現実のものとなる前に、予防策に着手する必要があります。

●世界中に脅威をもたらす認知症

つづいてもう一問、お考えください。

Q2

地球的規模では、認知症の動向はどうなっているのでしょうか？　日本を含む先進国同様に、新興国（発展途上国）でも増えているのでしょうか？　正しいと思うものを一つ選んでください。

①認知症の増加は先進国のみで、新興国では増えていない
②新興国でも認知症は増加しており、しかも先進国より急速に増えている
③認知症が増加しても、地球的規模で困難な事態に直面する可能性はない

地球的な規模における認知症の増加については、二〇一二年にＷＨＯ（世界保健機関）が警告を発しています。認知症の増加は先進国のみの問題にとどまらず、新興国、特にアジアの新興国における増加が著しい。したがって、いますぐに対策を講ずる必要性があることを強調した内容でした。私たちが生きる二一世紀は、先進国か新興国かを問わず、すべての国を巻き込んで認知症対策が重要になる時代なのです。

今後の四〇年間を展望すると、先進国では認知症の人の数の増え方は約二倍程度になると予測されていますが、新興国では四～五倍に及ぶと考えられています。統計値の出ていない国もあるため、事態はもっと深刻かもしれません。

とりわけ気になるのが中国です。巨大な人口や一人っ子政策の余波もあって、中国における認知症は四～五倍以上のペースで増加すると予想されています。

世界はこれから、認知症問題に直面する時代を迎えます。Q2の正解は②です。認知症対策に関する問題は、二〇一四年にベルギー・ブリュッセルで行われたサミット（主要国首脳会議）の後継イベントのテーマとして取り上げられました。サミットそのものの議題とならないうちに予防対策が進むことを祈るばかりです。

●高齢化社会でも認知症を減らせる

わが国では寿命が延び、高齢者が増加しています。そのような社会で認知症の人が増加するのはしかたがない、と考えられています。認知症の人が増加するのは、ほんとうに避けがたいことなのでしょうか？　長寿・高齢化の進む社会で、認知症を減らすことは不可能なのでしょうか？

答えは「否」です。

「はじめに」でも紹介したように、認知症の増加を防ぐことに成功している国があります。イギリスです。イギリスでは、高齢化はゆっくりと進んでいます。高齢化率（総人口に占める六五歳以上の人口の割合）は、一九九〇年が一五・七パーセントでしたが、二〇一三年は一七・五パーセントへと着実に進行しています。

そのイギリスで、一九八九〜一九九四年（「一九九〇期」と略）と二〇〇八〜二〇一一年（「二〇一〇期」と略）の二回にわたって、大規模な認知症調査が実施されました。その結果、約二〇

	認知症患者数	認知症有病率
1990期調査 1989 ～ 1994年	66万4000人	6.2%
2010期調査 2008 ～ 2011年	67万人	6.5%

約20年間、認知症患者数は抑制され、ほとんど増加していない。
さらに高齢化率などを補整して推計すると……

	認知症患者数	認知症有病率
1990期調査	88万4000人	8.3%
2010期調査	67万人	6.5%

認知症有病率は20年間で22%減少したことがわかる

表1-1 イギリスにおける認知症患者数の抑制

イギリスでは高齢化が進む中、約20年間にわたって認知症の患者数を抑えることに成功している（F. E. Matthews PhD, *et. al.*：*Lancet*, 382：1405-1412, 2013から引用）。

年の間をおいて高齢者は増えたにもかかわらず、認知症の人の数はほとんど増えていなかったのです（表1－1）。

すなわち、一九九〇期調査では認知症患者数は六六万四〇〇〇人でしたが、二〇一〇期調査では六七万人でした。約二〇年間で、実数値はほとんど増加していません。さらに、一九九〇期調査の数値を二〇一一年の高齢化率で補整して比較すると、認知症有病率（人口一〇〇人あたりの認知症の人の数）は、一九九〇期と比べ二〇一〇期は二二パーセントも下がっていたのです。

この結果に、世界中がアッと驚きました。

どんな対策を施すことで、イギリスは

有病率を下げたのでしょうか？　実施された対策の基本は、医療において生活習慣病の予防と治療に重点的に取り組んだこと、タバコの自動販売機・陳列販売の禁止、塩分の摂取量を一日六グラム以下にする減塩政策の徹底などです（詳細は第2章参照）。日本における一日の塩分摂取量は男性一〇・九グラム、女性九・二グラムといわれ、一日六グラムは循環器や腎臓に病気のある人たちの減塩レベルです。このように相当に徹底した生活習慣病予防対策は、第一義的には、心臓病や脳卒中の増加に対する改善策として行われたものでした。

一九九〇年代半ばからこの対策を実施したイギリスでは、心疾患や脳卒中を大幅に減らすことに成功し、さらにはその結果として認知症有病率を低下させたのです。同様に北欧でも、生活習慣病対策と脳活性化トレーニング法を組み合わせた認知症予防研究（「FINGER研究」と名づけられています）が進められています。

イギリスより速いペースで高齢化の進む日本で何もしないでいたのでは、認知症の爆発的な増加を招きかねません。認知症の増加は、各国の医療福祉制度を危機的な状況に追い込みかねないと危惧されています。イギリスや北欧をはじめとする先進的な経験に学び、認知症予防策を開始すべき時が来たと考えます。

●認知症予防のカギは脳卒中が握っている

「認知症を予防する」というとき、その予防できる対象の主なものは、脳卒中による認知症です。米国の解剖に基づく研究結果では、認知症一一八人の原因疾患の内訳は図1-2のとおりです。

▼アルツハイマー型認知症：五一人、四三パーセント
▼アルツハイマー型＋血管性混合型認知症：四〇人、三四パーセント
▼血管性認知症：三人、二・五パーセント
▼その他の認知症：二四人、二〇・三パーセント

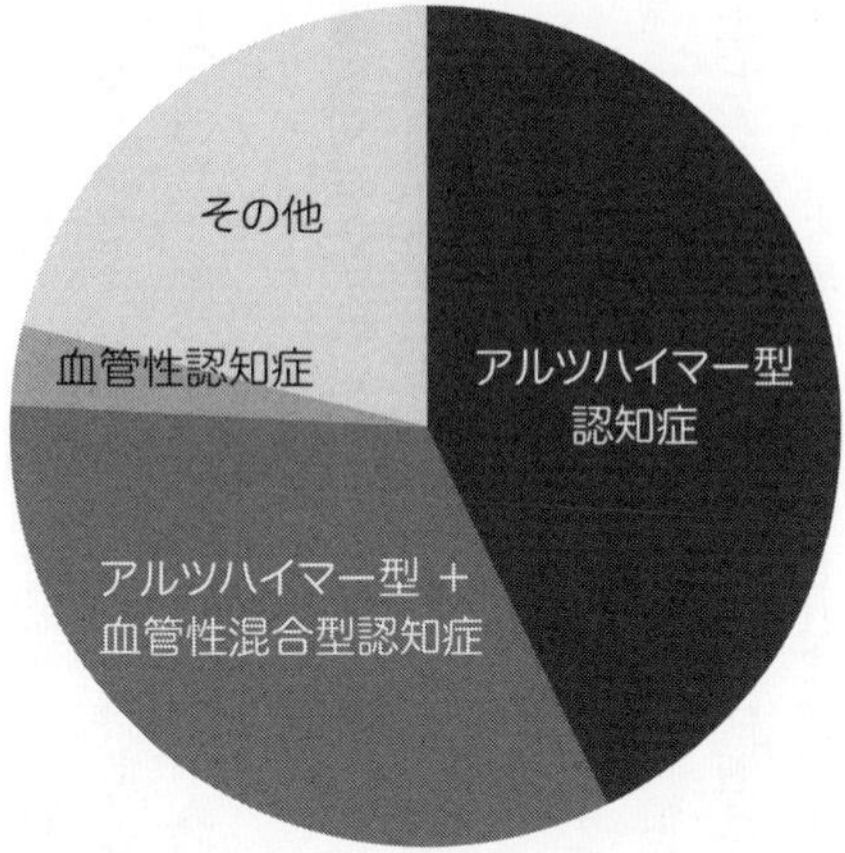

図1-2 認知症の各タイプ別の発症頻度
解剖に基づく研究「ナン・スタディ」における結果（デヴィッド・スノウドン『100歳の美しい脳』DHC、2004年から引用）。

この統計から、認知症の人の三人に一人が、脳卒中の影響で発症していることがわかります。脳卒中の予防によって、認知症が大きく減少するのは明らかです。日本では血管性認知症の比率がさらに大きく、認知症全体の二割を占め、加

えてアルツハイマー型認知症の三割ほどが両者の合併であると考えられています。

第2章2－2節、2－3節で詳しく述べるように、認知症予防の大部分は脳卒中の予防に依存しており、脳卒中の予防を通してのみ、認知症を減らすことが可能なのです。

●認知症予防戦略の四本柱とは？

認知症の予防法、認知症の先送り法には、図1－3に示す四つの柱があります。

第一に、生活習慣を見直し、改善することです。食事は適正カロリーで腹八分目にする習慣をつけ、塩分を控えめにすることが必須です。健康診断で生活習慣病のチェックを行い、病気が見つかれば早期に治療します。生活習慣病の初期治療は薬に頼らず、生活習慣を改善することが基本となります。タバコはやめ、飲酒は適正量にとどめます。「なんだかつまらない人生になりそうだな」と思われるかもしれませんが、生活習慣の改善で生活習慣病を治し、脳卒中を予防することが、認知症の予防に大いに貢献してくれます。

第二の柱は、積極的に運動に取り組むことです。運動の具体的な内容は第3章で紹介しますが、ウオーキングやジョギング、サイクリングなどの、ゆったりとした、あまり激しくない運動を一日に一時間程度行うことが理想です。趣味をもってそれを深め、生活全般を豊かにすることも大切です。

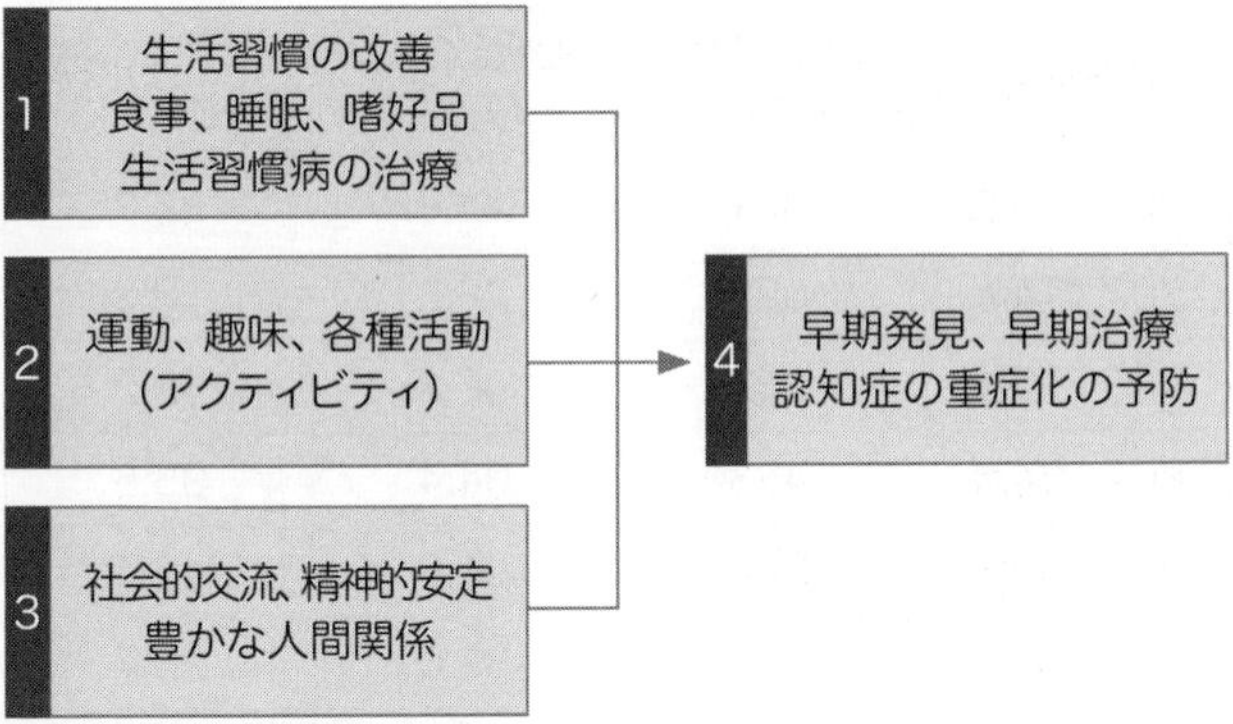

図1-3 認知症予防策のグランドデザイン

健康人向けの3つの柱に加え、早期発見による重症化の予防が重要となる。

第三の柱として、社会的交流を進め、人間関係を豊かにしていくことが挙げられます。多くの人は、定年退職などで仕事の第一線から退くと、とたんに社会的交流が乏《とぼ》しくなる傾向にあります。予定も少なくなり、自身の役割や価値を見失いがちになります。仕事とは異なる新たな視点から、自分の価値や役割を見直し、積極的に社会との交流をつくっていくことが大切です。そのためには、現役時代から積極的に、配偶者や兄弟姉妹、子や孫、親友など、自分を取り巻く人間関係を自然でよい関係にしていく努力が重要です。高齢期の愛や性の問題にも自然で素直に向き合い、不必要なストレスをもたないように生きていくことを心がけましょう。

第四に、認知症を予防するためには認知症の「早期発見」も重要です。認知症の早期発見を通して、すなわち、ごく軽いうちに認知症の兆《きざ》しを見出し、

年齢階層	人口(2010年)（万人）	認知症の人数（万人）	推定減少数（万人）
65～69歳	821	23.8	22.2
70～74歳	696	28.5	8.3
75～79歳	634	86.2	60.2
80～84歳	433	94.4	35.5
85～89歳	242	100.2	47.4
90歳以上	136	83.0	26.7
		合計	200.3

表1-4 発症が5年間先送りされた場合の、認知症の人の推定減少数

発症が5年間先送りされると、認知症の人は約200万人減少する。この数字は、認知症総数を462万人（2013年の値）とすると減少率43.3%に、520万人（2015年の値）とすると38.5%に達する。認知症の発症が5年間先送りされた場合の各年齢階層の有病率は、一つ若い年齢階層の有病率（表2-9）を使用して計算した。また、90歳以上の年齢階層は、90～94歳階層の有病率を用いて計算した。

対処していくことです。それによって本格的な認知症を遠ざけることができます。

以上のうち前の三つは、認知症になる前の、健康な働き盛り世代から取り組む予防策の柱です。これらに加え、四つめの柱として、早期発見による認知症の重症化を食い止める対策が重要になります。

先ほども述べたように、認知症における予防とは「発症の先送り」です。現代の認知症予防法は、残念ながらこの病気の完全阻止策ではありません。それでも、表1－4に示すように、発症を五年間先送りすることで、認知症の人を約四割も減らすことができるのです。

ぜひみんなで、一緒に取り組んでいきましょう。

●アルツハイマー型認知症の原因物質は何歳からたまり始める？

Q3

生活習慣や生活環境の改善は、確実に認知症の予防につながります。その取り組みが十分に効果を発揮するためには、なるべく早く開始する必要がありますが、遅くとも何歳くらいまでに始めなければならないでしょうか？

①三〇歳
②四〇歳
③五〇歳

通常のアルツハイマー型認知症の人では、病気の原因物質である「アミロイドβ」の脳への沈着は四〇歳くらいから始まるといわれています（山口晴保教授）。高血圧や糖尿病といった生活習慣病が、脳や心臓、腎臓などの各臓器を侵《おか》し始めるのも、同じく四〇代からと考えられています。このようなデータから、生活習慣病対策、ひいては認知症対策は、遅くとも四〇代から実施すると有効であると考えられます。正解は②です。

それでは、何から始めればいいのでしょうか？

まずは、運動不足の解消を目指すことをお勧めします。運動時間は、一日一時間を目標にしましょう。しっかり運動したい人は、フィットネスクラブやスポーツジムなどに通うことを検討してください。

同時に、職場などでの健診結果を再点検し、生活のあり方を見直すことも始めましょう。高血圧や糖尿病が見つかった方は、医療機関を受診してください。肥満や脂質異常症、高尿酸血症などでは、食事の改善や飲酒の適量化を心がける必要があります。食生活を改善する基本は、「野菜と魚介類を増やして、減塩する」です。

喫煙中の方は、ぜひとも禁煙に取り組んでください。四〇歳からの新しい生き方で、「健康な自分」を目指しましょう。その取り組みが、将来の認知症予防につながっていきます。

1-2 生活習慣が遺伝子を動かす!?

みなさんの中には、「認知症は遺伝の影響で起きるというから、ある意味で宿命だ」「遺伝子の異常で起きる認知症は予防などできっこない」などと思っている人もいらっしゃるのではないでしょうか。

しかし、現代の遺伝学は「遺伝子の効力発現には、生活環境・生活習慣が大きく影響する」ことを明らかにしています。図1－5に示すように、認知症は「遺伝病」と「環境病」の二つの背景をもつ病気ですが、生活環境や生活習慣の良し悪しが遺伝子の運命を大きく変える、ということがわかってきました。長きにわたって私たちの先入観となっていた「遺伝子＝宿命」論を打ち破る画期的な学説です。

この節では、遺伝・遺伝子に影響を与える認知症予防策の新しい意義を考えます。

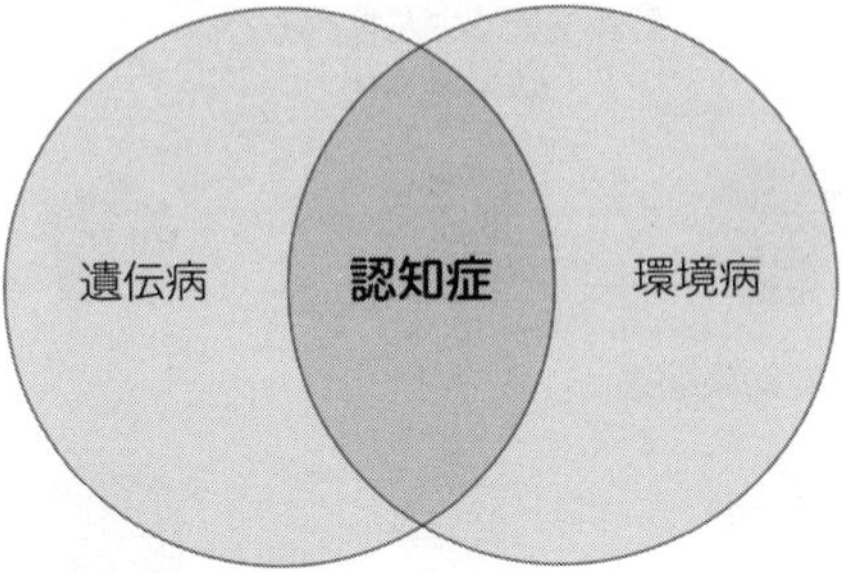

図1-5 遺伝と認知症

認知症は、遺伝病と環境病（生活習慣、生活環境）の両方の性質を兼ね備えている。

●認知症と遺伝

認知症と遺伝には深い関係があり、遺伝子異常が認知症を引き起こします。それには、三つのパターンがあります。

第一は「原因遺伝子」（別名「責任遺伝子」）です。この異常遺伝子は、単独で一つの病気を、しかも高い確率で引き起こします。いわゆる遺伝病です。

認知症では、アルツハイマー型認知症で、三つの原因遺伝子が知られています。遺伝性認知症は家族性で、三

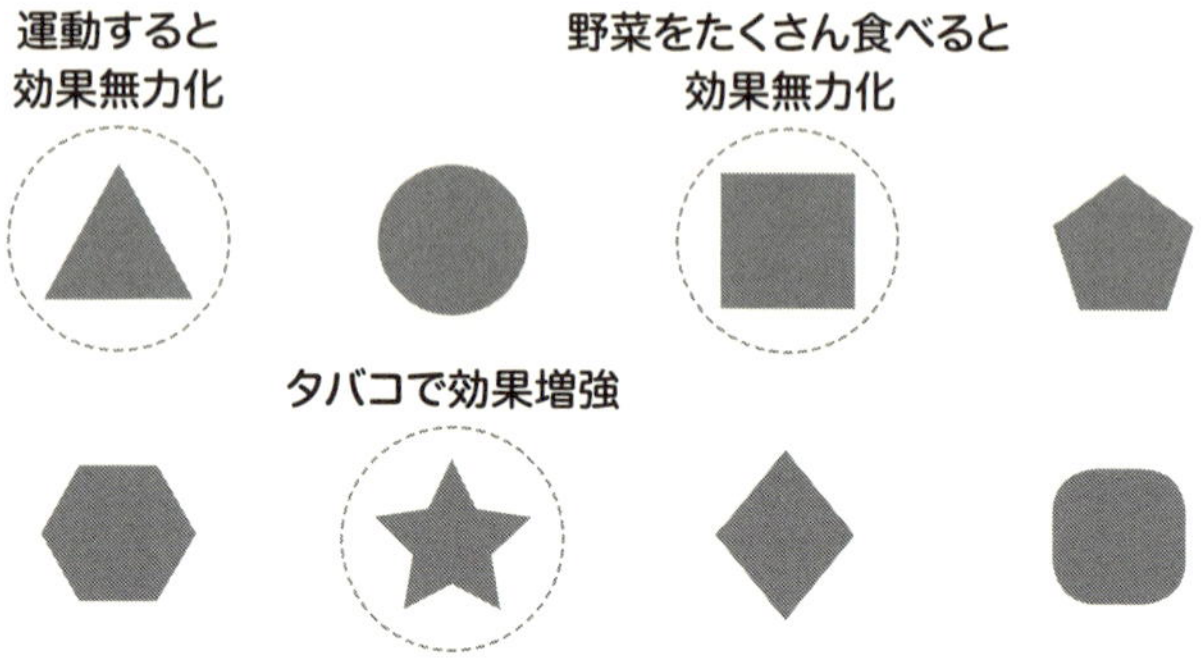

図1-6 認知症感受性遺伝子の概念図

感受性遺伝子は、多数の遺伝子が少しずつ効果を発揮し、病気を発症させる。効果を発揮する際には、「効果を発揮できる環境」が必要である。仮に、8つの感受性遺伝子で生じる病気があるとする（図形で示した各アイテムが個々の遺伝子を示す）。ある遺伝子は運動で効果が無力化されるため、運動することで病気が生じなくなる。またある遺伝子は、野菜をたくさん食べると無力化される。逆に、タバコを吸うと効果が増強される遺伝子もある。このように感受性遺伝子は、生活習慣に影響を受けながらグループ全体の力で効力を発揮する。

〇〜四〇代で発症します。きわめて稀な病気で、全認知症の〇・〇〇一パーセント以下と考えられています。遺伝性家族性認知症では、一〇代で、すでに脳内に変化が起き始めるといわれています。現状では、このタイプの認知症の予防策はありません。

二つめは「感受性遺伝子」（別名「リスク遺伝子」）です。感受性遺伝子が関わる認知症では、複数の遺伝子が少しずつ影響し合って病気を引き起こします。関係するたくさんの遺伝子の一つひとつが感受性遺伝子です。病気への感受性を高める遺伝子という意味です。

アルツハイマー型認知症では、「アポE4遺伝子」が感受性遺伝子として有名

妊娠中の喫煙	例 口蓋裂《こうがいれつ》増加の可能性
妊娠中の放射線への曝露	例 各種先天奇形増加の可能性
妊娠中の服薬	例 抗てんかん薬などで自閉症が生じる可能性
妊娠中の母の低栄養状態	例 成人病増大の可能性
妊娠中の感染症	例 風疹による奇形の発生

表1-7 胎児期において、遺伝子情報に影響する因子

胎児期の母体における環境変化によって、さまざまな病気を招く遺伝子情報の変化が生じることが推測されている。母体の健康管理は、健康な人をつくるうえでたいへん重要である。

です。他にも、二〇個以上の遺伝子に認知症の感受性遺伝子である可能性があり、研究が進められています。感受性遺伝子による認知症の発症は、生活環境や生活習慣の改善によって抑制できる可能性が研究されています（図1－6）。

●遺伝子情報は後天的に変化する

さらに三番めとして、両親から異常遺伝子が伝達してくるのではなく、後天的に遺伝子に異常が起こることで、病気が発生するケースがあります。お母さんのお腹の中で胎児として成長しているときに、喫煙や感染症、ある種の内服薬や放射線曝露の影響などによって遺伝子情報に変化が起き、病気の発症につながることがあるのです。がんや先天奇形の発生がよく知られていますが、自閉症や心血管疾患などの成人病も生じうることはあまり知られていません。

表1－7に、胎児期の遺伝子情報に影響を与える因子を例示します。胎児期の母親の健康状態は、胎児にとってきわめて重要です。若い世代における極端なダイエットによる低栄養や、向精神薬の服用などに不安を覚えます。胎児期の母体環境が悪く、そのために脳の発達が遅れてしまった子が、高齢期になって認知機能障害を起こす可能性は否定できません。

また、胎児期のみならず、生まれた後にも遺伝子異常が起きることがあると考えられています。母親の生活環境や生活習慣を健康的で健全なものにすることで、無用の病気から子供を守ることができます。

●遺伝と生活習慣——一卵性双生児はどちらも認知症になる？

病気の発生にあたっては、遺伝よりも生活習慣のほうが重要な役割を演ずる場合がしばしばあることが判明してきています。米国とナイジェリアの黒人を比較調査した研究があります。その結果によれば、アルツハイマー型認知症の発生率について、米国の黒人はナイジェリアの黒人の約四倍にも達していました。同様に、脳卒中は米国の黒人のほうが八倍、糖尿病は一〇倍も多く発症していました（山口晴保『認知症にならない、負けない生き方』）。

こうしたデータからいえることは、私たちの健康にとって、生活環境や生活習慣が実に大きなウエイトを占めている、ということです。それは、一卵性双生児の研究からも支持されています。

Q4

一卵性双生児は、遺伝子の構造・内容がまったく同一です。一卵性双生児について、正しいのは次のどちらでしょうか。

①一卵性双生児の一方が認知症になると、もう一方も認知症になる確率は、一〇〇パーセントである

②一卵性双生児の一方が認知症になると、もう一方も認知症になる確率は、約五〇パーセントである

一卵性双生児として生まれてきた二人は、もっている遺伝子の内容がまったく同じです。遺伝的な影響で起きる病気の遺伝子をもっていれば、きょうだいともに発症します。認知症は、一卵性双生児ではどのように発症するのでしょうか？

「スウェーデン双子レジストリー」は、スウェーデン・カロリンスカ研究所にある研究部門です。一九五〇年代の終わり頃から双子のきょうだいのデータを集めて登録（レジストリー）し、一〇万組近い双子を追跡調査しています。

その調査によれば、一卵性双生児の一人が認知症になったとき、もう一人に認知機能障害が起

きる可能性は約五〇パーセントと報告されています。正解は②です。

遺伝子の構造・内容が完全に一致している一卵性双生児でも、ともに認知症を発症する可能性は五分五分なのです。この不一致は、生活環境・生活習慣の大切さを示しています。

大ざっぱにいえば、生活環境・生活習慣によって遺伝子の効果が約五〇パーセント抑えられ、宿命は半減するといえるかもしれません。原因となる遺伝子や遺伝子異常があったとしても、その異常がほんとうに病気として体に現れるかどうかは、その人の生活習慣や生活環境に大きく影響を受けているのです。

●生活習慣で認知症遺伝子のはたらきは低下する

最近の研究で、遺伝子のもつ効力は生活習慣で変わることが明らかになってきました。

その代表的な遺伝子は、「長寿遺伝子（サーチュイン遺伝子）」です。人間の健康長寿を支えるこの遺伝子の効力は、カロリー制限をした食生活（軽く空腹感を感じるような食生活）のもとで発揮されます。反対に、毎日満腹を楽しむ食生活のもとではサーチュイン遺伝子は衰退し、力を発揮しません。この遺伝子が効力を失うと、長寿は期待できないことがわかってきています。

また、ストレスで増加するストレスホルモン（コルチゾールなど）が免疫細胞の遺伝子ＡＴＦ３を刺激して、免疫能力を抑え込んでしまうこともわかってきました。ストレスという外的要因が免疫細胞の遺伝子を動かし、免疫力を低下させてしまうのです。生活環境や生活習慣、ストレスなどが遺伝子効果に影響を与えるという事実は、遺伝子に関する従来の常識を覆《くつがえ》す斬新な問題提起です。

ところで、アルツハイマー型認知症の感受性遺伝子であるアポＥ４遺伝子が一つあると、アルツハイマー型認知症になる確率が三倍になり、二つあると八倍になるといわれます。この数字だけをみると、驚き、恐ろしくなってしまいますが、実は、アルツハイマー型認知症を発症した人のおよそ半分はアポＥ４遺伝子をもっていません。アポＥ４遺伝子が実際にどれくらいのリスクをもっているのか、結局はまだ、よくわかっていないのが実情なのです。

一方、アポＥ４遺伝子を無力化する方法はないのでしょうか？

残念ながら、現時点では明確にアポＥ４遺伝子の効果を確実に無力化する生活習慣や生活環境は解明されていません。しかし、つづく二つの章でご紹介する予防策を実行すれば、確実に認知症の発症リスクは低下していきます。それらへの取り組みこそが、アポＥ４遺伝子を無力化しているのかもしれません。

今後の研究の進展によって、さらに多くの感受性遺伝子が発見されていくでしょう。同時に、それら感受性遺伝子の効力が無力化されるような生活環境・生活習慣も明らかになっていくに違いありません。30ページ図１－６で概念的に示したように、生活習慣の改善によって感受性遺伝子のはたらきは低下する可能性があります。

認知症の予防が、遺伝子レベルでも可能であることが解明されつつある今こそ、働き盛りからの対策に取り組む好機なのではないでしょうか。

第2章

これで認知症を予防できる①

——生活習慣病、食事と嗜好品をどう考えるか

prevention of dementia

いよいよこの章から、具体的な認知症予防策を紹介していきます。まず第2章では、生活習慣病、食事や嗜好品などの生活習慣に関することがらをテーマとして取り上げます。

第1章に引き続き、まずはQ&Aから始めましょう。

2-1 認知症は生活習慣病である

●認知症と生活習慣病の深い関係

Q5

認知症と生活習慣病の関わりの深さが明らかになってきました。以下のうち、認知症の危険性を高める生活習慣病を二つ選んでください。

①高血圧
②高尿酸血症
③糖尿病

アルツハイマー型認知症などの脳変性疾患による認知症は従来、生活習慣病の影響をあまり受けないと考えられてきました。ところが、最近の研究によって、アルツハイマー型認知症の発症に生活習慣病が深く関わっていることが明らかになっています。

生活習慣病の中でも、特に強く影響を及ぼすのが高血圧と糖尿病です。この二つの病気によって、およそ二倍、認知症の発症リスクが高まるとされています。次いで、高コレステロール血症にも認知症を高める危険性があると指摘されています。一方で、痛風の原因となる高尿酸血症については、現段階で認知症に対する危険性は明らかになっていません。

認知症予防の面から知っておくべき大切なことは、高血圧、糖尿病、高コレステロール血症の治療は、高齢期になってから行ったのでは効果が薄いということです。四〇〜六五歳までの健康管理が、きわめて重要であることが明らかになっており、働き盛りからの予防対策が重要である理由の一つがこの点にあります。

心臓病や脳卒中を起こしやすい生活習慣病のかたちとして、「メタボリック症候群」（略称メタボ）があります。メタボとは、内臓脂肪蓄積型肥満に加え、複数の生活習慣病の兆候がある場合をいいます。男性の場合、腹囲が八五センチメートル以上で、高血圧と中性脂肪高値などが合併するとメタボと判断されます。女性では、腹囲九〇センチ以上が該当します。メタボの人も認知症発症の危険性がより高まりますので、しっかり治療に取り組みましょう。

近年のダイエットブームで、痩《や》せすぎの人が増えています。現段階では、痩せすぎが認知症のリスクを高めるという研究結果はありませんが、エネルギー源やタンパク質が低下する低栄養状態は、免疫力や筋力、集中力などの脳機能を低下させます。決して良い影響はないことが予想されます。

Q5の正解は、①と③です。

メタボの撲滅、生活習慣病の抑制は、そのまま認知症の予防、ひいてはがんの予防に直結します。さまざまな病気の予防策はすべて、横断的につながっています。認知症を生活習慣病の一つとしてとらえ、がんなどと同様の方針で予防に取り組むべき時代になっていることを認識していただければと思います。

●高血圧と糖尿病

生活習慣病の中でも、特に高血圧と糖尿病が高い確率で認知症を引き起こすのはなぜでしょうか？　その理由を詳しく考えてみましょう。

高血圧症の人は、脳梗塞や脳出血を起こしやすいことが知られています。数年〜十数年という長い期間にわたって高血圧が持続すると、脳の動脈が硬化して弾力性を失い、切れたり詰まったりしやすくなってしまうためです。

前頭葉や頭頂葉など、脳の中で精神的な活動を司《つかさど》る部位に脳卒中が起きると、認知症になります（『脳からみた認知症』66〜67ページ参照）。高血圧をきちんと治療すれば、脳卒中が起きる確率は劇的に減少し、同時に認知症を減らすこともできます（第1章23ページ参照）。後期高齢者（七五歳以上の高齢者）の認知症は、脳卒中の影響がさらに大きく、脳卒中を防ぐことで認知症の人の数が確実に減少します。

高血圧の治療では、①塩分を制限した食事（一日の摂取量を五～六グラム以下にする）、②降圧剤を服用する、③肥満を改善する、④適度な運動を行う、などが重要です。肥満を伴う高血圧の人では、体重を減らすことで血圧が劇的に下がります。

糖尿病は、アルツハイマー型認知症のリスクを二倍にするといわれています。アルツハイマー型認知症では、脳の中にアミロイドβが蓄積されていくという特徴があります。糖尿病では血糖値が上昇して高血糖の状態になるために、それを抑えようとしてインスリンが分泌されます。役割を終えたインスリンを分解する「インスリン分解酵素」は、アミロイドβを分解して脳の外へ排泄する役割も担っています。

ところが、糖尿病の人では、インスリン分解酵素は増えたインスリンの分解に忙しく、アミロイドβの分解にまで手が回りません。そのため、糖尿病患者ではそうでない人に比べ、より多くのアミロイドβがたまってしまうといわれています。糖尿病の人にアルツハイマー型認知症が多い理由をうまく説明できる仮説として、注目されている考え方です。

糖尿病では、①食事療法（ダイエットや、一日の摂取カロリーを制限する）と、②運動療法が大切です。そのうえで、③内服薬の服用へと進みます。

高血圧も糖尿病も、きちんと治療すれば認知症を発症するリスクを半減できます。また、軽度

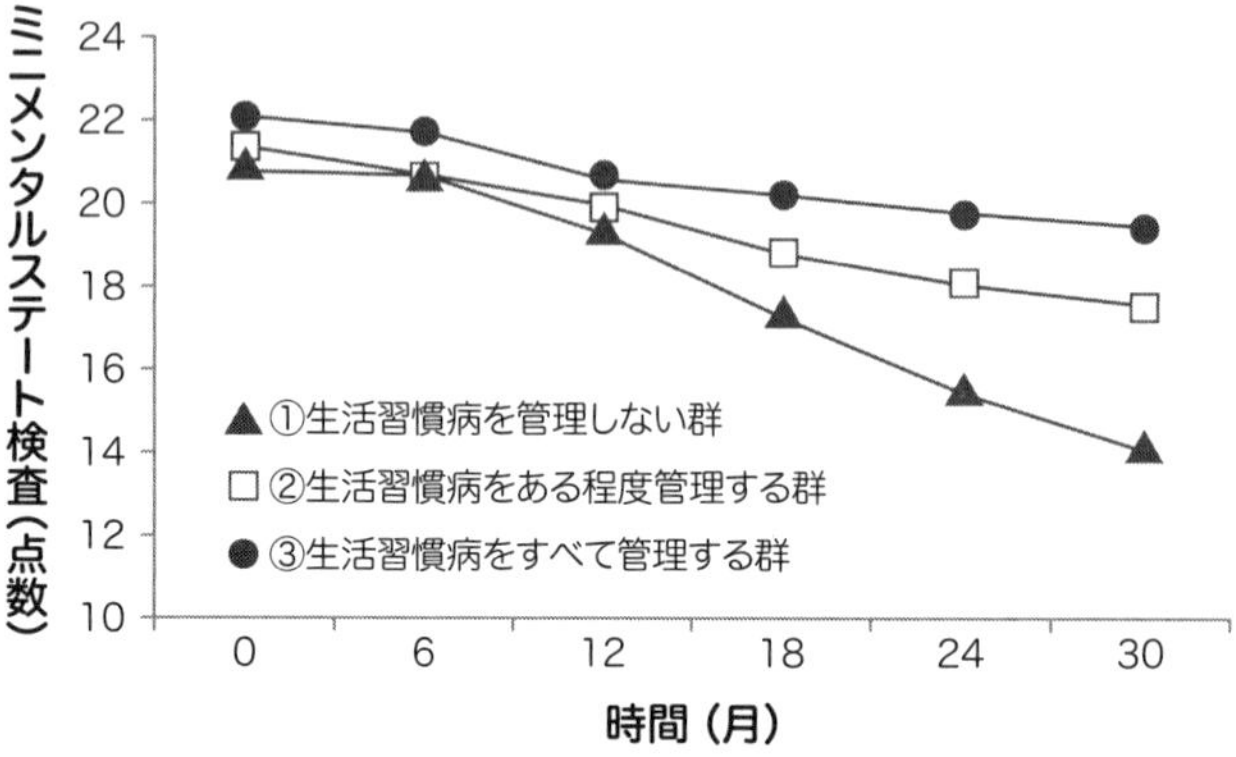

図2-1 生活習慣を管理することで、認知症の進行は遅れる

軽度と診断された約300人の患者を約100人ずつの3群に分け（①高血圧、糖尿病、脂質異常症、もしくは喫煙といった生活習慣病を管理しない群、②ある程度管理する群、③管理する群）、2年半にわたって追跡調査した。③はほぼ状態を維持し、一人暮らしが可能。①は平均6点低下し、一人暮らし困難となった。ミニメンタルステート検査は簡易知能検査で、記憶力や見当識、計算力などを30点満点で検査している（フランス・リール大学の研究、2009年）。

認知症の人では、病状の悪化を予防することができます（図2－1）。

●とるべき食事量は？
――カロリーベースで考えよう

高血圧、糖尿病などの生活習慣病の治療では、食事と運動状態の改善が重要なポイントを握っています。

まず第一に大切なのは、自分が必要とするエネルギー（カロリー）がどのくらいなのか、適切な量を把握することです。健康な日本人の年代別の必要カロリー（一日）を、表2－2に例示します。

三〇～四〇代の男性・事務系の人は約二三〇〇キロカロリー、同年代の肉

男性	30〜49歳	デスクワーク、事務系	2300kcal
		一日屋外作業	3000kcal
	50〜69歳	デスクワーク	2100kcal
		屋内事務と外勤半々	2450kcal
		一日屋外作業	2800kcal
女性	30〜49歳	事務系・主婦	2000kcal
		保育士（一日育児仕事）	2300kcal
	50〜69歳	事務系・主婦	1900kcal

表2-2 成人が一日に必要とするカロリー

個々の数値は、年齢や性別、体重や身長、活動レベルなどによって決まる。日本医師会のホームページ中の「健康の森　1日に必要なカロリー」欄では、簡易化して性別、年齢、活動レベルから計算できる（https://www.med.or.jp/forest/health/eat/01.html）。ここでは、いくつかの例を紹介する。

体労働系の人では約三〇〇〇キロカロリーが必要です。同じく三〇〜四〇代の女性・事務系または主婦の人で約二〇〇〇キロカロリー、保育士など一日中体を使う人では約二三〇〇キロカロリーが必要です。このように、必要カロリー数は年齢や性別、仕事内容で大まかに決まってきます。

自分がとるべき必要カロリーは、日本医師会のホームページ中にある「健康の森　1日に必要なカロリー」から閲覧できます。年代別、性別、活動レベル別に情報を入力することでかんたんに検索できます（https://www.med.or.jp/forest/health/eat/01.html）。

次に、毎日食べている食事がどの程度のカロリーになるのかを知っておきましょ

ごはん（1膳）	220kcal
カツ丼	900kcal
牛丼	650kcal
中華丼	650kcal
ビーフカレー	800kcal
幕の内弁当	800kcal
ざるそば	300kcal
ラーメン	500kcal
ナポリタン	650kcal

表2-3 主な食事品目のカロリー（参考値）

う。メニューごとの食事のカロリーは、パソコンやスマホなどでかんたんに検索できます。「食事カロリー早見表」などと入力すれば、ふだん食べている食事の大まかなカロリーを確認できます（表2－3）。

カツ丼は約九〇〇キロカロリー、ラーメンは約五〇〇キロカロリーです。もちろん、お店によって、あるいは調理の仕方や食材の選択によってもカロリー数は変わってきます。油調理を多くすれば高カロリーになりますので、ご自身がよく食べる食材や調理法も気にかけるようにしましょう。

●どんな運動をどれだけするか――消費カロリーを知っておこう

運動で消費するカロリーも、インターネットでかんたんに調べることができます。「運動の消費カロリー」などのキーワードで検索してみましょう（表2－4）。

三〇分間立ったまま電車に乗っているだけで、五〇～六〇キロカロリーのエネルギーを消費し

ウオーキング	通常速度　30分	80 ～ 100kcal
ウオーキング	早歩き　30分	130 ～ 160kcal
散歩	ゆっくり　30分	60 ～ 70kcal
平泳ぎ	通常速度　30分	300 ～ 350kcal
サイクリング	通常速度　30分	90 ～ 110kcal
立ったまま電車に乗る	30分	50 ～ 60kcal
テニス	30分	170 ～ 230kcal
ラジオ体操	10分	40 ～ 50kcal
フルマラソン	体重60kgの人が 4時間で走った場合	2400kcal

表2-4 主な運動の消費カロリー

ていることがわかります。通常速度のウオーキングを三〇分間つづければ、八〇～一〇〇キロカロリーが消費されます。体重六〇キログラムの人が四時間でフルマラソンを走りきったら、約二四〇〇キロカロリーの消費に相当します。

三〇分間のゆっくりした散歩では、六〇～七〇キロカロリーのエネルギーを消費していることになります。ごはん一膳分のカロリー（約二二〇キロカロリー）を消費するためには、一時間半の散歩が必要であることがわかります。けっこう大変ですね。

糖尿病や脂質異常症（高脂血症）などの生活習慣病をもっている人は、どのくらいの食事制限が必要なのか、カロリーベースでの指示を医師に仰いでください。糖尿病の場合には、一般的には健康な成人の食事量の一～二割減からスタートして、血糖のコントロール具合などを確認しながら調節していきます。

自分にとっての適正で必要なカロリーがどのくらいなのかを把握し、食べ過ぎた分を運動で発散するには、どんな運動をどの程度行えばいいのか——それを知っておくことが、健康管理に直結します。インターネットでの情報収集ができることに加え、歩数計をはじめとするさまざまな運動管理アプリが充実しているスマホは、働き盛り世代の生活習慣病予防・認知症予防の強い味方です。積極的に活用しましょう。ただし、「歩きスマホ」をしないよう、くれぐれもご注意を。

●空腹にどう耐えるか

ダイエットに挑戦するとすぐに空腹感に襲われ、耐えきれずにお菓子などを食べてしまう——多くの方が経験されていることと思います。生活習慣病、ひいては認知症予防のための食事制限においても、この空腹感にどう対処するかが課題の一つとなります。

考え方の基本は、誘惑に負けてつい余分に食べてしまっても、決して「失敗した」とか「ダメだ」などと自分を責めたり、ネガティブにとらえたりしないことです。もう一度やり直せばいいのだから、と前向きに考えるようにしましょう。

空腹に耐える最もかんたんな方法は、「カロリーの少ないものを食べて空腹をしのぐ」ことです。私の場合は、①熱いコーヒーを飲む、②野菜サラダを食べる、③リンゴなど甘みの少ない果物を食べる、などを行っています。パンやお菓子などの糖質（炭水化物）が多いものを、特に寝る前に食べることのないように努めています。睡眠前の糖質摂取は、肥満の原因です。

糖質は重要なエネルギー源ですが、前述の必要かつ適正な摂取カロリーの範囲内に抑えることが大切です。我慢のしどころですね。私の場合は、コーヒーにわずかな甘みをつけることで、カロリーを増やさずに空腹をしのぐこともあります。

なお、空腹に耐える方法として「野菜入りの熱いスープを食べる」「豆腐と野菜の味噌汁を食べる」などを勧めている本もあります。良い方法と思いますが、塩分制限に取り組んでいる人にとっては、スープや味噌汁は不適切です。注意してください。

2-2　絶大な効果を生む「認知症予防食」と「塩分制限」

●認知症予防食とは？

最近の研究成果をもとに、「認知症予防食」とよばれる食品群が提唱されるようになってきています。ここでは、九州大学・清原裕教授らの研究を中心に紹介します。福岡県の久山《ひさやま》町で、一九八八年から一五年以上にわたって一〇〇〇人以上の住民を調査・観察した研究結果です。

同研究によって、食生活の傾向と認知症の発生率に深い関係があることが判明しました。野菜

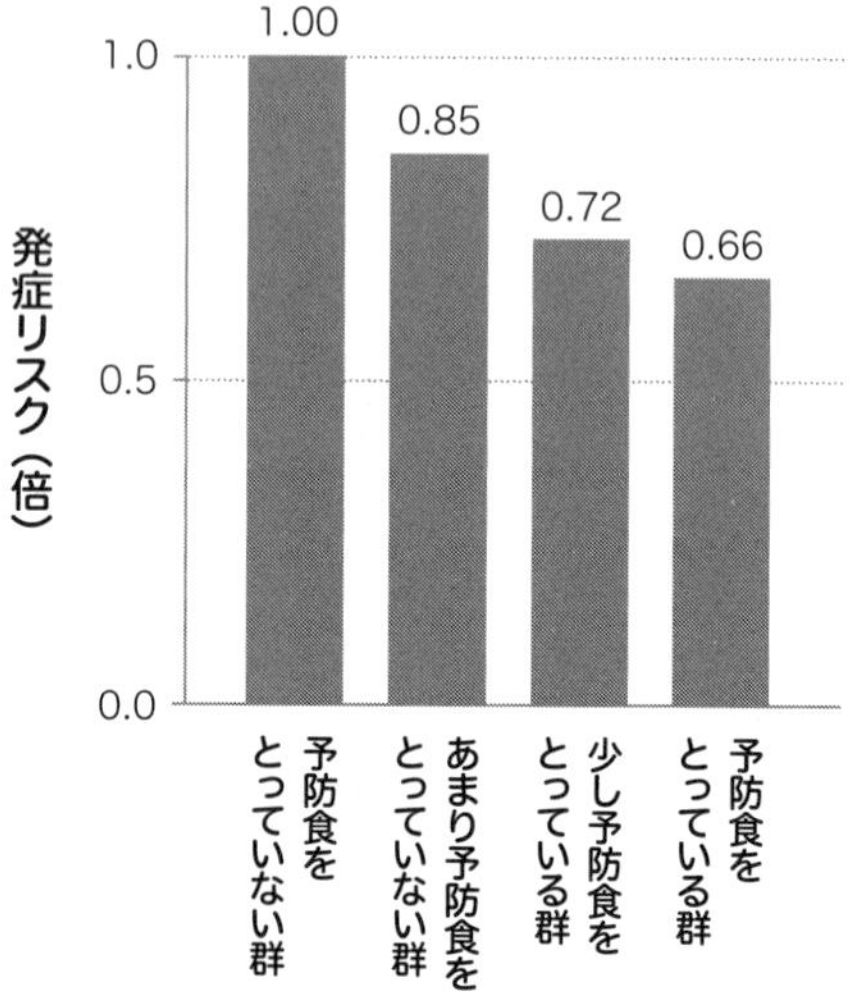

図2-5 認知症予防食と発症リスクの関係

野菜や海藻、魚介類、大豆製品、乳製品が主な認知症予防食で、多くとっている群ほど発症リスクが低下することがわかる（九州大学・清原教授らの久山町における研究から）。

や海藻、魚介類、大豆製品や乳製品などを継続的に食べる人たちは、あまり食べない人たちと比較して、認知症発生率が三〇パーセント以上も低いことがわかったのです（図2－5）。

　認知症発生率の低い人たちは、どんなものを食べているのか。具体的な食品名について、これまでの多くの研究結果を交えて紹介します。

▼魚介類：特にイワシやサンマ、アジなど。貝類も含まれる

▼野菜・海藻：緑黄色野菜、ナス、トマトなど。海藻では、わかめ、昆布、めかぶ、もずくなど

▼植物性油：オリーブオイル、ゴマ油など

▼飲料：緑茶や紅茶

▼大豆製品：豆料理、納豆、豆腐
▼その他：乳製品、芋類、果物類など

これらの食品群が、現段階での「認知症予防食」と考えることができそうです。長期間にわたって、多人数の調査・観察をした結果に基づく学説として説得力があります。

新たな研究も始まっています。二〇一六年六月に国立精神・神経医療研究センターが発表した、四〇歳以上を対象とする「生活習慣と認知症発症に関する大規模研究」は五年間で数万人規模を目標としており、その成果が注目されます。どんな生活習慣、特にどんな食事が認知症の予防に効果をもっているのか、新たな知見が得られることに期待しています。

●有効な栄養成分は？

国別・地域別の食事に関しては、「和食」や「地中海料理」などが推奨されています。魚介類や野菜を豊富に使うこと、オリーブオイルに代表される植物性油の使用などが効果を発揮していると考えられます。お茶とコーヒーの効用も近年、注目を集めており、特にコーヒーは、しっかり焙煎したものをブラックで味わうのが良いとされています。

栄養成分からみて、抗認知症効果を示すものは何でしょうか？

代表的なのは、不飽和脂肪酸とポリフェノールです。魚介類や植物油に含まれるドコサヘキサエン酸（DHA）やエイコサペンタエン酸（EPA）などの不飽和脂肪酸には、脳の神経細胞を維持するはたらきがあると考えられています。ポリフェノールには、抗酸化作用や細胞の活性化作用があるといわれています。ナスやトマト、緑黄色野菜、カレースパイス、赤ワインやコーヒーなどが、ポリフェノールを豊富に含むものとして注目されています。

以上の食品や栄養成分が有効なのは、主にアルツハイマー型認知症や血管性認知症に対してであると考えられてきました。ところが、最近の研究結果では、ポリフェノールを豊富に含むカレースパイスや赤ワインなどが「レビー小体型認知症」（第6章6－1節参照）の予防にも役立つ可能性が示唆されています。今後の研究の進展に要注目です。

●サプリメントは認知症に効く？

Q6

さまざまな健康効果を謳《うた》うサプリメント。認知症とサプリメントの関係について、正しいものを一つ選んでください。

①認知症が治るサプリメントはない
②サプリメントを飲まなければ認知症は悪化する
③認知症の人がサプリメントを飲むのは危ない

認知症に効果があるとされるサプリメントには、DHAなどの不飽和脂肪酸やポリフェノール類、ビタミンEを含むビタミン剤などがあります。

サプリメントの効果には未解明の部分が多く、私はどれもお勧めしません。サプリメントはそもそも、不足しがちな栄養素を補給する「栄養補助食品」「健康補助食品」という位置づけです。「バランスの良い食事」に勝るものはないと心得ましょう。

野菜や、豆腐や納豆などの豆類、EPAやDHA（ともに血流をよくし、コレステロールの増加を抑制する）が豊富なイワシなどの青魚をしっかり食べましょう。そして塩分は控えめに。緑茶を添えれば、より効果的です。

Q6の正解は①です。

●塩分制限の劇的な効果――イギリスの減塩政策にならおう

第1章でご紹介したように、日本同様に高齢化が進むイギリスでは、生活習慣病対策、特に高血圧対策として減塩政策を大胆に推進しました。その結果、心臓病・脳卒中の死亡率に加え、認知症の有病率を大きく下げることに成功しています（21ページ表1－1参照）。

イギリス政府が主導した減塩政策は、国民に対して一日の塩分摂取量を六グラム以下にするよう啓蒙しただけにとどまりません。同時に、食品業界に対しても、八五種類に及ぶ食品について塩分含有量の数値目標を定め、段階的に削減させるという徹底ぶりでした。

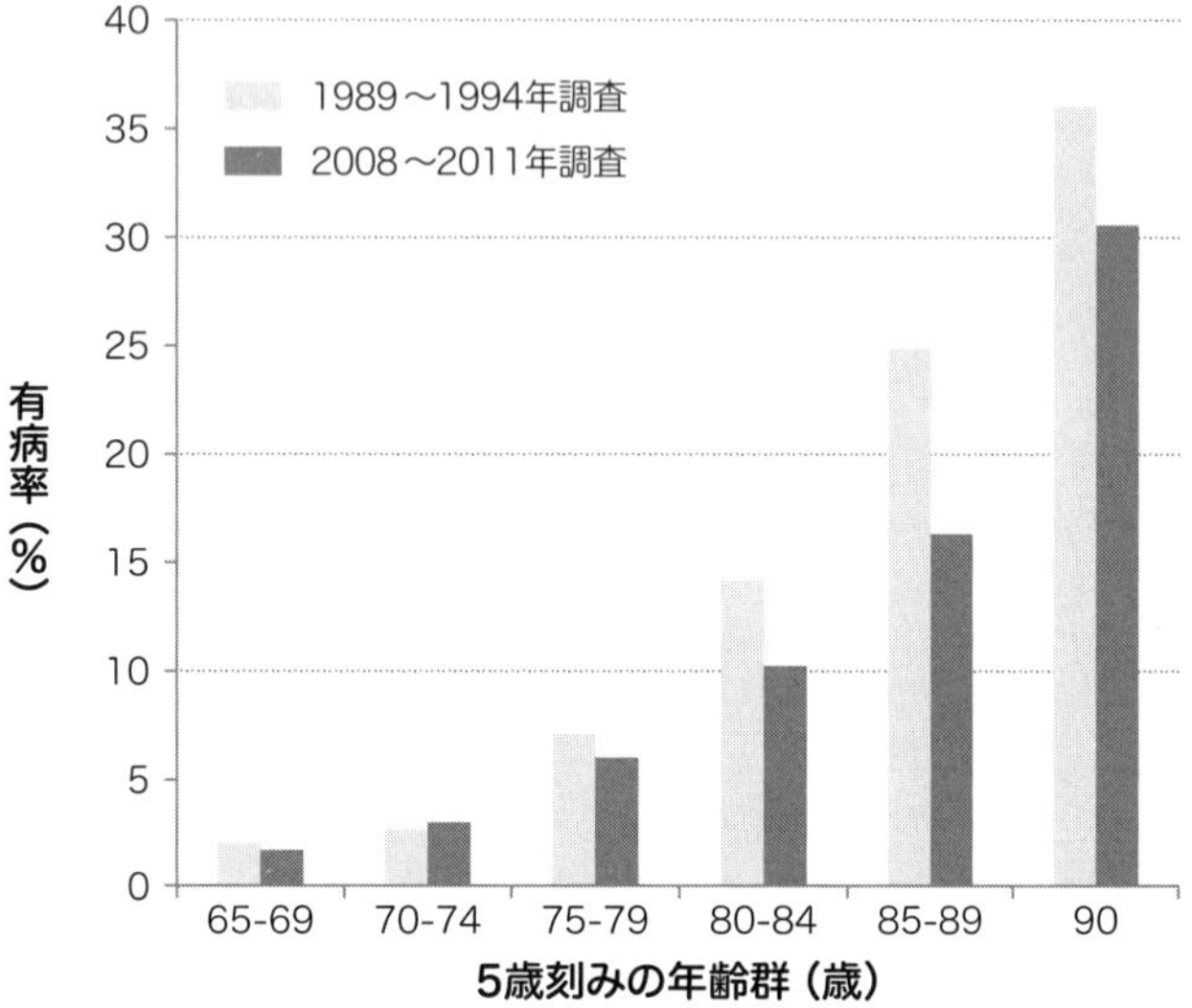

図2-6 イギリスにおける年代別の認知症有病率の減少

年齢構成などを2011年に合わせ、1989 〜 1994年の調査を補整したグラフ。年代別にみると74歳まではほぼ変化がないが、後期高齢期では有意に認知症が減少している（F. E. Matthews PhD, *et. al.*：*Lancet*, 382：1405-1412, 2013から引用）。

イギリス政府が定めた数値目標を、食品一〇〇グラムあたりの塩分量で日本の値と比較してみましょう。

たとえば、食パンは一・〇グラム（日本は一・二七グラム）、トマトケチャップ一・八グラム（同三・三グラム程度）、チーズ一・七グラム（同二・〇〜二・七グラム）、ソーセージ一・一三グラム（同一・九グラム）などとなっています。加工段階で食品に添加されている基礎的な塩分を減らすことに重点が置かれたことが、きわめて重要です。

イギリスにおける生活習慣病の診療では、予防的な取り組みを重視して診療報酬を払う対象にしています。たとえば、血圧を下げる薬を使用しなくても、血圧測定などの診察と生活指導のみで報酬が保証されているのです。日本の制度では、薬を使用しなければ低い報酬にとどまります。このような医療制度の確立も、減塩生活の推進を側面から支えていると考えられます。

イギリスの生活習慣病対策・減塩政策によって認知症有病率が減少した人たちは、主として後期高齢者でした（図2－6）。生活習慣病対策を四〇～五〇代から実行することで、その恩恵に与《あずか》るのは後期高齢期ということになります。

効果を実感できるのに時間がかかるのが生活習慣病・認知症対策の難点ではありますが、身体的にも認知機能的にも健やかな老後を過ごせるのは何物にも代えがたいご褒美ではないでしょうか。現役世代からぜひとも取り組んでいきたいものです。

Q7 ●塩分制限はなぜ、認知症を減らすのか？

塩分制限に認知症を減らす効果があるのはなぜなのでしょうか？　正しいと思われるものを一つ選んでください。

①塩分制限がアルツハイマー型認知症を減らしたから

②塩分制限は脳梗塞を減らし、その結果として認知症が減ったから

③塩分制限がレビー小体型認知症を減らしたから

患者の脳を顕微鏡で調べる研究によって、後期高齢者の認知症には、より若い世代の認知症とは異なる特徴があることがわかってきています。米国の大規模な認知症研究である「ナン・スタディ」（二〇〇一年）と英国・ケンブリッジ大学の研究（二〇〇九年）がともに、「後期高齢者の認知症は、アルツハイマー型認知症の『脳内変化』だけでは説明できない」と指摘しています。

アルツハイマー型認知症の患者の脳内には、「老人斑《はん》」というシミが現れます。七〇歳頃までの認知症の人の脳では、老人斑などアルツハイマー型認知症の脳内変化が主に認められましたが、七五歳以降の後期高齢者では老人斑は減少し、「老人斑＋脳梗塞」を示す人が多くなりました。

二つの研究で、後期高齢者の認知症の原因としてクローズアップされているのが「脳梗塞」です。七五歳以上では、アルツハイマー型認知症の脳内変化だけで認知症を発症する人は五七パーセントにとどまっていました。しかし、アルツハイマー型認知症の脳内変化に加えて脳梗塞があると、九三パーセントの人が認知症を発症していたのです。

これらのことから、後期高齢者ではアルツハイマー型認知症の脳内変化と脳梗塞の二つが重なったときに、認知症を発症しやすいと考えられます。塩分制限が認知症を減少させた理由は、脳梗塞を予防したためと考えられます。

繰り返し指摘するように、生活習慣病や脳梗塞の予防策が、後期高齢期における認知症を減少させていることが注目を集めています。その背景には、アルツハイマー型認知症やレビー小体型認知症といった原因不明の病気そのものが減ったわけではなく、合併することで認知症を悪化させている脳梗塞が減った事実があるのです。

Ｑ７の正解は②です。

Q8

●今日は塩を何グラム食べた？

減塩食は高血圧の予防、ひいては認知症の予防につながります。塩分の摂取量について正しいものを選んでください（複数回答可）。

①ラーメン一杯五～六グラム、カツ丼一杯三～四グラムの塩分がある
②高血圧の人は、一日に塩分を一〇グラム以上とってよい
③家庭でつくる味噌汁は、インスタント味噌汁より塩分が少ないことが多い

「高血圧の人は認知症を起こしやすい」ことがわかってきました。高血圧のある人はない人に比べ、二～三倍も認知症になりやすいといわれています。高血圧をしっかり治療することで、認知症の危険性を格段に下げられます。特に、四〇～五〇代での高血圧治療が大切で、この時期にきちんと治療することが認知症予防に直結します。

タラコ　1腹（50g）	2.3g
塩鮭（甘）　1切れ（80g）	2.1g
アジの干物　1枚	1.0g
たくあん　3切れ（30g）	1.3g
梅干し　中1個	2.3g
ラーメン　1杯	5～6g
天丼、カツ丼、親子丼　1杯	3～4g
カレーライス　1皿	2.5～3.5g
焼きそば　1皿	4～5g
パスタ（ミートソース）1皿	2.5～3g

表2-7 食品・食事の塩分量

好みの食品やメニューについては、ぜひ一度調べて把握しておきたい。

　また、高血圧は「脳卒中」（脳梗塞や脳出血など）を引き起こす代表的な病気です。高血圧を治療すると脳卒中のリスクが大幅に減少しますので、この点でも認知症の悪化を予防してくれます。

　高血圧の療養において大切なことは、「塩分の制限」です。日本人は平均的に、一日あたり九～一一グラムほどの塩を食べています。ラーメン一杯に五～六グラム、カツ丼一杯に三～四グラムの塩分が含まれています。高血圧予防のためには八グラム以下、高血圧の人では六グラム以下を目標にしましょう。家庭での味噌汁に含まれる塩分は平均で約一・五グラムといわれ、平均二グラムのインスタント味噌汁よりぐっと控えめです。

　Q８の正解は①と③です。

　各食事に含まれる塩分はすぐに調べることができます。先に紹介した食品のカロリー数や運動の消費カロリーと同様、塩分についても把握しておきましょう（表2－7）。

「今日は何グラムの塩を食べたか」をしっかり把握し、管理できるようになれば、脳卒中や認知症を効果的に予防することにつながります。美味しい減塩食の作り方も、インターネットでかんたんに知ることができます。

なお、塩分は体に必要なものです。心臓や腎臓に病気のない人は、四～五グラムの塩分をとりましょう。それらの臓器に病気のある人は、三グラムを目安としてください。

2-3　脳卒中とうつ病が減れば、認知症も減る

脳卒中の発症をきっかけに認知症を併発する人が増加しています。脳卒中の発症後、数ヵ月以内に発症した認知症を研究した七三編の論文をまとめた報告（「Nature Reviews Neurology」二〇一〇年）によれば、初回の脳卒中発作後に認知症を合併する人は約一〇パーセント、繰り返し脳卒中を発症する反復発作後に認知症になる人は約三〇パーセントでした。

私の勤務先である勤医協中央病院脳卒中診療部の二〇一五年度のデータ（急性期脳卒中二五九名、平均年齢七三・五歳）では、脳卒中発作後に認知症を発症した人は約二〇パーセントでした。脳卒中発作後に認知症が表面化してくる人がとても多いことは、後期高齢者の特徴です。

●脳卒中をどう防ぐか――ストレスは血栓を生む

Q9

脳卒中の予防が認知症の予防につながることがわかってきました。脳卒中を引き起こす可能性のある危険因子の中で、最も危険性の高いものはどれでしょう？

①糖尿病
②高血圧
③肥満

脳卒中を引き起こしやすい要因として、たくさんのものが知られています（表2－8）。特に、高血圧と不整脈・心臓病の二つが最も危険性が高いとされ、それらの病気をもたない人に比べ、五～八倍のリスクが指摘されています。高血圧をきちんと治療すれば、脳出血の発症リスクは限りなくゼロに近づきます。脳梗塞の危険性もグンと減ります。

不整脈では、「心房細動」というタイプが危険です。心房細動は、心拍が速くなったり遅くなったりと不規則に変化する不整脈です。心臓病では、「心臓弁膜症」（心臓の弁が狭くなったり閉じなくなったりする病気）と「心筋梗塞」（心筋を栄養する冠動脈が詰まり、心筋が壊死《えし》する病気）などが危ないと考えられています。これらの病気が見つかると、抗凝固剤とよばれる薬を服用し、脳梗塞の発症を予防します。

糖尿病や高コレステロール血症、肥満なども脳梗塞の危険因子ですが、先のものよりはやや危険性が低いといわれています。

脳梗塞を一度起こしたことのある人では、再発予防も重要です。再発予防のためには、抗血小板剤という薬を服用することが推奨されています。先述の抗凝固剤と抗血小板剤とは別種の薬ですが、いずれも「血液をサラサラにする薬」とよばれています。抗凝固剤を服用する際には、納豆などを避けなければなりません。納豆にはビタミンKが含まれており、これが抗凝固剤の効果を低下させるためです。最近は、納豆を食べても効果に支障の出ない新しいタイプの抗凝固剤が登場しています。

高血圧		
心臓病	心臓弁膜症	
	心筋梗塞	
	不整脈（特に心房細動）	
閉塞性動脈硬化症		
糖尿病		
脂質異常症（高脂血症）		
喫煙		

表2-8 脳卒中を起こしやすい要因

最近の研究によって、過酷なストレスにさらされている人の体内では、血栓ができやすくなるという事実が判明しました。高血圧や心臓病、糖尿病などがなくても、脳梗塞が生じる理由の一つかもしれません。

一方、血栓ができやすくなった体を元に戻す、すなわち、血栓を溶かすことのできる体に戻すには、有酸素運動が有効であることもわかってきました

（80ページ参照）。ストレス過多な生活をされている人は、ぜひ知っておいてください。

脳卒中の一つであるくも膜下出血は、脳動脈瘤の破裂によって発生します。現状では、予防法は確立していません。脳ドックなどを利用して破裂前に脳動脈瘤を発見し、治療することが行われています。

Q９の正解は②です。

●脳卒中を早期発見するために

Q10

脳卒中を早期発見するためには、初期の症状を的確に見極める必要があります。脳卒中の早期症状として代表的なものは、次のうちどれでしょうか？

①言葉をうまく話せない
②失神発作（短時間、気を失う症状）
③もの忘れ

脳卒中の代表的な症状には次のものがあります。

片麻痺：右手足または左手足に力が入らない
言語障害：話すときに言葉の歯切れが悪くもつれる、うまく話せない
手足のしびれ：右手足または左手足の感覚が鈍る

意識障害：突然意識がなくなり、戻らない
めまい：突然周囲がぐるぐる回り、立てなくなる。吐き気、嘔吐を伴う
眼の見え方の異常：物が二重に見える（複視）、見える範囲が狭くなる（視野狭窄）
頭痛：突然の激しい頭痛は、くも膜下出血の疑いが考えられる

これらの症状を自覚したら、救急病院を受診しましょう。最近は、血栓を溶かす新しい薬や脳を守る脳保護薬なども登場しています。早めに受診することをお勧めします。

なお、数秒から数分の短時間内で意識消失を起こす「失神発作」とよばれる症状があります。これは、右記の意識障害とは異なり、脳卒中の症状とはいえません。ただし、てんかん発作や不整脈の症状であることが多いと思われますので、このような症状を自覚した際にももちろん、速やかに病院を受診してください。

また、もの忘れは脳卒中の急性期の症状ではなく、慢性期の症状です。

Q10の正解は①です。

Q11

●認知症が急増する「魔の年代」がある！

認知症は、高齢期になればなるほど増えていくと考えがちですが、実はそうではありません。五歳刻みの年齢層ごとに認知症の有病率をみると、ほぼ前の世代の二倍増から三

倍増となっているのですが、ある年代だけは一五倍増になっています。それはどの年代でしょうか？

①六〇代前半から後半にかけて急増する
②七〇代前半から後半にかけて急増する
③八〇代前半から後半にかけて急増する

認知症の有病率を、四〇歳から五歳刻みの年齢階層別にみてみましょう（表2－9）。次の世代は前の世代に比べ、二～三倍で増えていることが多く、たとえば五〇代前半の有病率は四〇代後半の二倍となっています。

ところが、ある年齢層で急激に有病率が高くなります。表から明らかなように、六〇代前半から後半にかけてです。六〇～六四歳は一〇〇〇人に二人（〇・一八九パーセント）ですが、六五～六九歳は一〇〇人に三人（二・九パーセント）へと、実に一五倍増になっています。認知症の増加という観点からみれば、六〇代後半は、まさに「魔の年代」です。

六〇代は、定年退職や子供の独立などで生活が大きく変化する年代です。定年で仕事を失い、「老人」とよばれ始める時期でもあります。まだまだ現役で働きたいと思っているにもかかわらず、仕事を失くして虚脱感に悩まされる人が増えています。うつ病が生じやすく、同時に認知症がぐっと増える時期なのです。認知症を予防するうえで、最初の難所といえるでしょう。

年齢階層	認知症有病率（%）
40～44歳	0.015
45～49歳	0.027
50～54歳	0.052
55～59歳	0.115
60～64歳	0.189
65～69歳	2.9
70～74歳	4.1
75～79歳	13.6
80～84歳	21.8
85～89歳	41.4
90～94歳	61.0

ここだけ15倍増

表2-9 60代前半から後半は、認知症が急増する「魔の年代」

5歳刻みの年齢階層で、認知症の有病率をみたもの。60代を除き、他の階層はすべて1.5～3倍程度の増え方だが、60代前半から後半にかけてのみ15倍も増加している。

この危ない時期を乗り越えるために、現役時代から重視・準備しておくべきことが、いくつかあります。

　まず第一に、仕事に代わる社会的活動、余暇活動、ボランティア活動などに関わることです。お住まいの地域にある社会活動団体に参加することも有意義です。たとえば、高齢者や障害者に対する社会福祉分野の活動は、各地域で必ず行われています。

　次に、趣味をもち、段階的に深めていきましょう。写真や絵画、園芸やガーデニング、工芸や裁縫など自ら作製するものをはじめ、旅や自然散策、スポーツ観戦や観劇など、さまざまな趣味に取り組みましょう。ＳＮＳなどで作品や感想を発信することで、仲間も生まれます。

第三に、長く付き合える仲間をもち、家族以外の人たちとの交流をはかりましょう。町内会やシニア団体、ボランティア団体などにおける、人と人とのつながりは貴重です。同窓生など、若い頃の仲間とあらためて連絡を取り合うのも良いでしょう。

条件が合致するようであれば、第二の仕事を探すのも有意義です。高齢者に仕事をあっせんする団体もあります。現代社会では、七〇歳くらいまでは十分に挑戦できる可能性があります。

予防医学的な研究によれば、社会参加が積極的な人ほど、認知症の発症リスクが下がると指摘されています。旅行や囲碁・将棋、観劇、スポーツ観戦、手芸、園芸などの有効性も報告されています。六〇代を健康に、豊かに過ごせるかどうかは、認知症を予防するうえでの大きな分かれ道となるでしょう。

Ｑ11の正解は①です。

Q12

●うつ病と認知症の関係は？

認知症とうつ病とは、どのような関係にあるのでしょうか？　また、やる気や生きがいを感じられない抑うつ症状との関係は？　認知症とうつ病、抑うつ症状について、正しいものを一つ選んでください。
①うつ病に罹《かか》ったことのある人は、ない人に比べ認知症のリスクが約三倍高い
②抑うつ症状の有無は、認知症の危険性とは無関係である
③認知症の人に抑うつ症状が出ることはない

うつ病に罹ったことがある人は、そうでない人と比較しておよそ三倍、認知症になりやすいといわれてきました。最近の研究では、うつ病そのものの既往歴はなくても、「抑うつ症状」のある人は認知症になりやすいことが指摘されています。

抑うつ症状とは、やる気がしない、生きている意味がわからない、どんなことにも喜びや生きがいを感じられないといった気分です。抑うつ気分が数日以上つづくと「抑うつ状態」が、二〜三週間以上つづくとうつ病が心配になります。

「生涯にわたって抑うつ症状と無縁だった人たち」と「中高年期に抑うつ症状が持続した人たち」とを比べると、後者の認知症発症リスクが二・〇〜二・五倍高かったとされています。

第6章で詳しく述べるように、認知症には、アルツハイマー型や血管性、レビー小体型などさまざまなタイプがありますが（170〜182ページ参照）、実は、どのタイプの認知症にも抑うつ症状が認められます。すなわち、抑うつ症状は認知症の症状の一つでもあるのです。

このため、認知症と診断されるべき人が、うつ病や抑うつ状態などと診断されることが稀なら

ずあります。ただし、誤診というよりは、正しい診断への第一歩と考えるべきです。初めて医師の診察を受けたときに抑うつ状態と診断されても、やがて認知症の症状がはっきりと現れ、診断名が認知症に変わる可能性もあることを知っておいてください。

抑うつ症状と認知症との間には、深い関係があると考えられています。アルツハイマー型認知症とうつ病とでは、脳内の病状に共通性があると指摘されています。認知症もうつ病も、脳の海馬における神経栄養因子が少なくなっており、それは新しいことを覚える力（記銘力）を低下させています。

現代社会は一昔前よりも生きることが難しい、などといわれることがあります。貧富の格差が進み、家族間や友人間での暴力やいじめ、虐待のニュースが後を絶ちません。社員を使い捨てにするブラック企業に加え、不安定な有期雇用や非正規雇用も増加しています。現時点では安定した生活を送っていても、将来に対する不安を覚える人も増えています。

さまざまな形で多くのストレスが存在する現代の日本社会では、抑うつ症状をもつ人、うつ病に罹る人が増加しています。それが遠因となって、認知症をさらに増大させている側面があるのは間違いありません。

Q12の正解は①です。

●うつ病を予防するには

うつ病の予防策について、精神科医やメンタルヘルスの専門家が共通して指摘していることをここにまとめておきましょう。

第一に、考え方を変えることです。完璧主義的な考え方、物事を悪いほうにとらえる傾向に歯止めをかける必要があります。理想や高い目標をもつことは大切ではありますが、一方で心の重荷にもなります。心の重荷が積み重なると大きなストレスになり、うつ病の原因となりえます。

特に、外部から強制された過大なノルマなどはすさまじい重圧になります。また、中高年では「こうでなければならない」という経験に基づく強い思い込みに陥りがちです。柔軟に他人の意見も聞き入れて、行動をあらためることも必要です。

第二に、過大なストレスを軽くする生き方を身につけましょう。悩みを話せる友人や家族などをもつ、気分転換の方法を獲得する、言うべきことははっきり口にする、などが大切です。

第三は、食事です。うつ病の人は、脳内の神経伝達物質の一つであるセロトニンが減少しています。セロトニンには、精神を安定させるはたらきがあります。脳内のセロトニン量を増やすために、原料となるアミノ酸（トリプトファン）を含む食品をしっかり食べましょう。大豆製品、肉類、魚介類、乳製品に重点を置いて、野菜や炭水化物を含め、バランスよく食べることが大切です。肉類以外は、認知症予防食と共通しています。

また、トリプトファンは、セロトニンのみならず、睡眠物質・メラトニンの原料でもあります。しっかり眠るためにも必須のアミノ酸です。

最後に、日光を浴びる、ウオーキングなどの有酸素運動をすることなどが推奨されています。

このようにみてくると、「食事」と「運動」とが、健康管理のためにつねに重要であることがよくわかります。

●認知症予防に役立つ生活習慣とは?

Q13 認知症の予防には、生活習慣の改善が重要です。次の三つのうち、認知症の予防に役立つと期待される生活習慣はどれでしょうか?

①たくさん食べる
②徹夜して本を読む
③しっかり眠る

「〝眠らない脳〟ではアミロイドβがたまる」――このような趣旨の論文が二〇〇九年に発表され、話題になりました。前述のとおり、アミロイドβは、アルツハイマー型認知症の原因と考えられている物質です。そのアミロイドβが蓄積しやすく、アルツハイマー型認知症が自然に発症してくるモデルマウスを用いた実験による結果です。

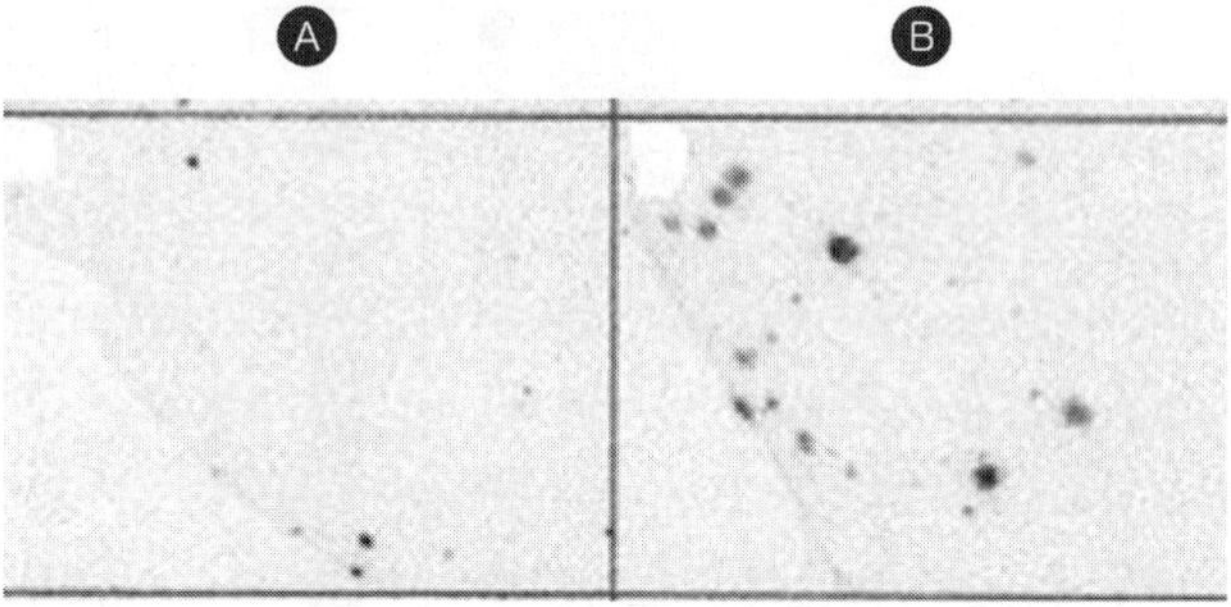

図2-10 「眠らない脳」にはアミロイドβが沈着する

アルツハイマー型認知症が自然発症するモデルマウスを用いて、21日間睡眠制限を施行した（Aは通常どおりに眠ったマウスの脳、Bは睡眠制限を受けたマウスの脳。黒いシミがアミロイドβ）。Bでは、脳に有意にアミロイドβが蓄積している。なお、両マウスともアルツハイマー型認知症を発症する前段階における実験（Kang JE, *Science*, 326：1005-1007, 2009）。

この実験では、ふつうに飼育したマウスの脳と、眠りを妨げる注射を打ったマウスの脳とを比較し、眠っていないマウスの脳にシミがたくさんあることを突き止めました。アミロイドβが沈着することで発生したシミです（図2－10）。睡眠不足が認知症につながる可能性があることがわかりました。

では、たとえば徹夜で仕事をして、いったんたまってしまったアミロイドβは、もう消えないのでしょうか？　同論文によれば、眠らなかった期間のおよそ三～四倍の期間をしっかり眠ることで、たまったアミロイドβは正常の範囲に戻るようです。一晩徹夜した人は、三～四日間はしっかり眠るよう心がけてください。

このように、アミロイドβはたまったり消えたり、ダイナミックに動いています。日中はしっかり運動し、夜はしっかり眠る。そんな生活が、アルツハイマー型認知症につながるアミロイドβの過度の蓄積を防いでくれるのです。

Q13の正解は③です

2-4 喫煙と飲酒——嗜好品との付き合い方

●タバコと認知症

Q14

「百害あって一利なし」といわれる喫煙ですが、それでも習慣的にタバコを吸うことをやめられない人が少なくありません。タバコと認知症の関係について、正しいものを一つ選んでください。

①タバコを吸う人は、認知症になりにくい

②タバコを吸う人は、吸わない人より認知症になりやすい

③長期間喫煙しても記憶力は低下しない

かつて、「喫煙はアルツハイマー型認知症やパーキンソン病を予防する」という学説が存在しました。現在の常識から考えると実に奇妙なことですが、そのような内容の論文が多数、発表された時代があるのです。

当時は愛煙家だった私は、首をかしげながらも喫煙を正当化したものでした。

いまでは「タバコは認知症の発症リスクを約二倍に高める」という報告が、大規模な国際共同研究などでなされています。タバコは、認知症の危険因子として正式に認定されています。

タバコを吸う人は記憶力や注意力が低下している、脳の前頭葉が萎縮しているという研究結果もあります。逆に、禁煙することで脳の機能が改善するという研究もあります。

タバコが原因でなりやすい「慢性肺気腫」という病気があります。慢性肺気腫が重症化した人の七〇パーセントが認知症になるという調査報告もあり、禁煙が期待されます。

一日一箱（約四〇〇円）吸う人は、年間で約一五万円をタバコに消費している計算になります。これだけの金額があれば、海外旅行にも行けます。たとえば旅に出ることをモチベーションにして、禁煙に取り組むのもいいですね。

Q14の正解は②です。

最新の研究でも、中高年期の持続的な喫煙がアルツハイマー型認知症や血管性認知症を引き起こすことが指摘されています。反対に、高齢期になってから禁煙した場合でも、脳に良い効果が現れることもわかってきました。

タバコを吸っているみなさん、いつの時点からでも遅くはありません。ぜひ禁煙しましょう。

●お酒と認知症

Q15

「酒は百薬の長」という言葉があります。飲酒と認知症はどのような関係にあるのでしょうか？　間違っているものを一つ選んでください。

①焼酎やウイスキーは危ないが、ビールや発泡酒には認知症の心配はない
②酒の種類に関係なく、アルコール飲料の長期多飲には認知症のリスクがある
③アルコール性認知症では、病的な短気や嫉妬妄想、幻聴などが伴いやすい

長年にわたって、お酒を毎日のように大量に飲みつづけると、「アルコール性認知症」になる可能性が高まります。酒の種類は関係ありません。

アルコール性認知症の症状には、もの忘れや、日時や場所を間違える「見当識障害」が現れます。これに加え、飲んだのに飲んでいないと言い張ったり、粗暴で疑い深くなったりもします。また、病的に短気になり、ウソを含む作り話をすることもあります。実際には聞こえていない声や音が聞こえる「幻聴」が伴うこともあります。

アルコールの長期多飲は、脳の中で思考や判断をする知的活動の中枢である前頭葉を中心に、頭頂葉や小脳、間脳などを侵し、やがて認知症へいたります。

長期にわたる飲酒には、単独で認知症を引き起こすだけではなく、アルツハイマー型認知症や血管性認知症などをグッと悪化させるリスクもあります。すなわち、アルコール性認知症を含む

「混合型認知症」が少なくないことが心配されます。

国内では、治療が必要なアルコール使用障害（依存症）の人の一～二割に、アルコール性認知症が疑われます。その予防や治療は、お酒をやめることが必須です。断酒すれば、改善が期待されます。お酒は適量を守りましょう。

Q15の正解（間違っているもの）は①です。

一日あたりのお酒の適量は、「健康日本21」（厚生労働省）で「アルコール量で約二〇グラム以下、日本酒で一合以下、ビールで中瓶（五〇〇cc）一本以下」とされています。

適量飲酒であれば健康によく、認知症の予防効果もあるといわれています。適量のアルコールには血管拡張作用があり、高血圧予防効果をもたらします。それが認知症の予防に結びついていると思われます。

たくさん飲むと健康に悪いのは当然ですが、問題は「適量」と「たくさん」の境界がきちんと意識されず、知らず知らずのうちに量が増えていってしまうことです。量が多くなると、健康増進効果はたちまち消え失せてしまいます。

愛飲家は、どんなに大量に飲んでも「これが俺の適量さ」などといって、際限なく飲みつづける傾向にあります。大量の飲酒は、短期的にも長期的にも健康を損ねるリスクがあります。長く親しむためにも、くれぐれも適量を心がけましょう。

第3章

これで認知症を予防できる②

——運動、脳トレ、アクティビティの活用法

prevention of dementia

前章では、生活習慣病と食事、嗜好品とどう向き合うかという観点から、現役世代から始める認知症予防策についてみてきました。

つづく本章では、運動や脳トレ、作業療法をはじめとするさまざまな活動（アクティビティ）を用いた認知症予防策について述べていきます。これらの活動に驚きの効果があることを知っていただければ幸いです。

3-1 適度な運動で「若々しい脳と体」をキープしよう

適度な運動に認知症の予防効果があることは、多くの専門家の認めるところです。運動といってもいろいろありますが、「息のあまり上がらない、ゆっくりとした運動」、すなわち「有酸素運動」とよばれる運動を指しています。

歩行（ウオーキング）や軽いジョギング、自転車こぎ（サイクリング）やストレッチ体操などが該当します。これらを毎日、四〇～五〇分行うと認知症の予防効果が認められます。認知症になる危険性をグンと先送りできるのです。

適切な運動を行うことは健康な生活を送る基本であり、すべての病気の予防策に位置づけられます（図3-1）。

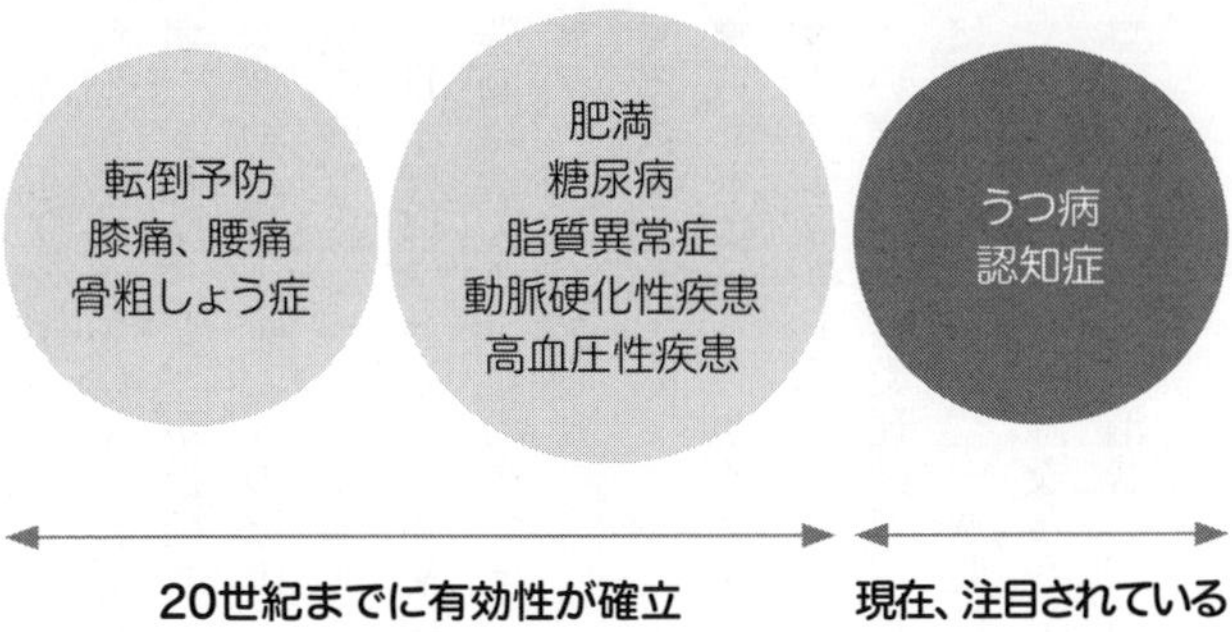

図3-1 治療・予防のために運動療法が有効な病気

ところが、現代人は一般的に運動不足の状態にあります。その実態を確認してみましょう。

●運動不足は認知症を引き起こす

Q16

現代の日本社会は、「運動不足社会」といわれます。二〇～三〇代の人で、運動・スポーツを三ヵ月に三日以下しか行わない人の割合はどのくらいでしょうか?

①約二〇パーセント
②約三〇パーセント
③約四〇パーセント

二〇～三〇代の人たちで、仕事中の移動などを除いて、運動する日が三ヵ月に三日以下の人の割合は約三〇パーセントでした（内閣府大臣官房政府広報室・平成二一年九月調査）。正解は②です。この年代にかぎらず、運動不足は各世代に広がっています。

慢性的な運動不足は万病のもとですが、認知症の発症にも大きく影響を及ぼします。認知症につながる生活習慣上の危険因子としては、①高血圧、②糖尿病、③肥満、④運動不足、⑤うつ病、⑥喫煙、などが指摘されています。

運動不足は①〜③の原因でもあり、運動不足がはらむ危険性を如実に物語っています。運動不足の解消によって、認知症を二〇〜三〇パーセントほど減らせる可能性があります。

日本神経学会の『認知症疾患治療ガイドライン２０１０』によれば、認知症予防に効果がある運動は次のようなものです。

▼ウオーキング
▼階段の上り下り
▼自転車に乗る（サイクリング）
▼ストレッチ体操

いずれも有酸素運動で、息切れを起こさない程度の運動量とスピードを守って行います。一日に四〇〜五〇分間、一週間に三〜四回行いましょう。自宅で行う運動にも効果があります。体操や足踏み、階段昇降などもよい運動になります。散歩や屋内で行う運動は、三〇分間で一〇〇キロカロリーほどを消費し、あんパン半分、小さめの大福餅やおにぎり一個分に相当します。

種類	物質名	作用
ホルモン	副腎皮質刺激ホルモン	ストレス緩和
	成長ホルモン	身長を伸ばす
	テストステロン	記憶力の改善
	エンドルフィン	快感を感じる
神経伝達物質	アセチルコリン	海馬での神経細胞新生促進 記憶力の改善
	ドパミン	意欲の改善
	遊離型トリプトファン	セロトニンの増加 抑うつ症状改善
神経栄養因子	BDNF	海馬での神経細胞新生促進
酵素	AMPキナーゼ	血糖の低下
	KAT	キヌレニン分解
生理活性物質	t-PA	血栓の溶解
血管新生因子	VEGFなど	血管を新生するはたらき

表3-2　運動によって増える生理活性物質

●運動は体内で生理活性物質を増やす

運動することで、なぜ認知症を予防できるのでしょうか？

その理由として、運動によって脳内ホルモンや神経伝達物質など、認知症予防に効果のある物質が増えるためとする仮説が有力です。運動によって増加する生理活性物質を、表3－2に掲げます。

「アセチルコリン」という物質が増えると、脳の海馬という部位で神経細胞の新生が促されます。海馬は、脳内で新しい記憶がつくられる場所であり、そこで神経細胞が増えることによって記憶力が改善します。

運動はまた、生きる意欲や生きる喜びを向上させる「ドパミン」という脳内ホルモンも増やします。同様にトリプトファンの遊離化が促進される結果、先にも登場した「セロトニン」が増加します。セロトニンには抗うつ効果があり、抑うつ症状が改善されます（67ページ参照）。

一方、脳内で過剰に蓄積されてアルツハイマー型認知症を引き起こすタンパク質「アミロイドβ」は、運動とともに減り始めます。これは、「血管新生因子」とよばれる物質が脳内で増加し、血流が改善されるためと考えられています。「神経栄養因子」という物質は、記憶を司る海馬で神経細胞の新生を促進し、アセチルコリンと同じく、記憶能力の向上に効果を発揮します。

これらさまざまな物質は、運動をしている体内において、安静時の一・二〜一・五倍ほど増加しています。同様に、脳内でも増えていると推測されます。

●運動する脳と身体はみずみずしい

最近、運動時に筋肉から分泌される酵素である「AMPキナーゼ」に、血糖を分解する役割があることがわかってきました。糖尿病の治療において運動が大切な理由としては、単にカロリー消費だけでなく、AMPキナーゼによる血糖値を下げる作用も影響していると思われます。

また、有酸素運動を一日三〇分程度行うと、血栓を溶かす「組織プラスミノーゲン活性化因子

（t－PA）」という物質が増加します。すなわち、運動不足の体内でできかけた血栓は、運動によってt－PAが分泌されることで自然に溶けているのです。運動する体は血栓ができにくく、その結果として脳梗塞や心筋梗塞を発症しにくくなっています。t－PAは、血栓を溶かす強力な薬として、医療の現場でも使用されています。

運動する人の脳や体は、ホルモンや生理活性物質にあふれています。いわば、内側からみずみずしく輝いているのです。気持ちよく汗をかくことが、生活習慣病や認知症の予防にもつながっていくのは、まさに一挙両得です。ぜひあなたも、運動を始めてみませんか？

●膝痛や腰痛で運動ができない人の予防策は？

Q17

膝や腰に痛みがあって、運動ができない人はどうすればいいのでしょうか？　次のうち、正しいものを一つ選んでください。

①膝や腰が痛い人は、少々痛くても我慢して運動するしかない
②膝や腰が痛い人は、運動すべきではない
③膝や腰が痛くて運動できない人向けのトレーニング法がある

認知症の予防には、運動療法が効果的です。しかし、膝や腰に痛みがあり、運動できない人もたくさんいます。残念ながら、年齢を重ねるごとに関節の痛みが増してくる人が多いのもまた事

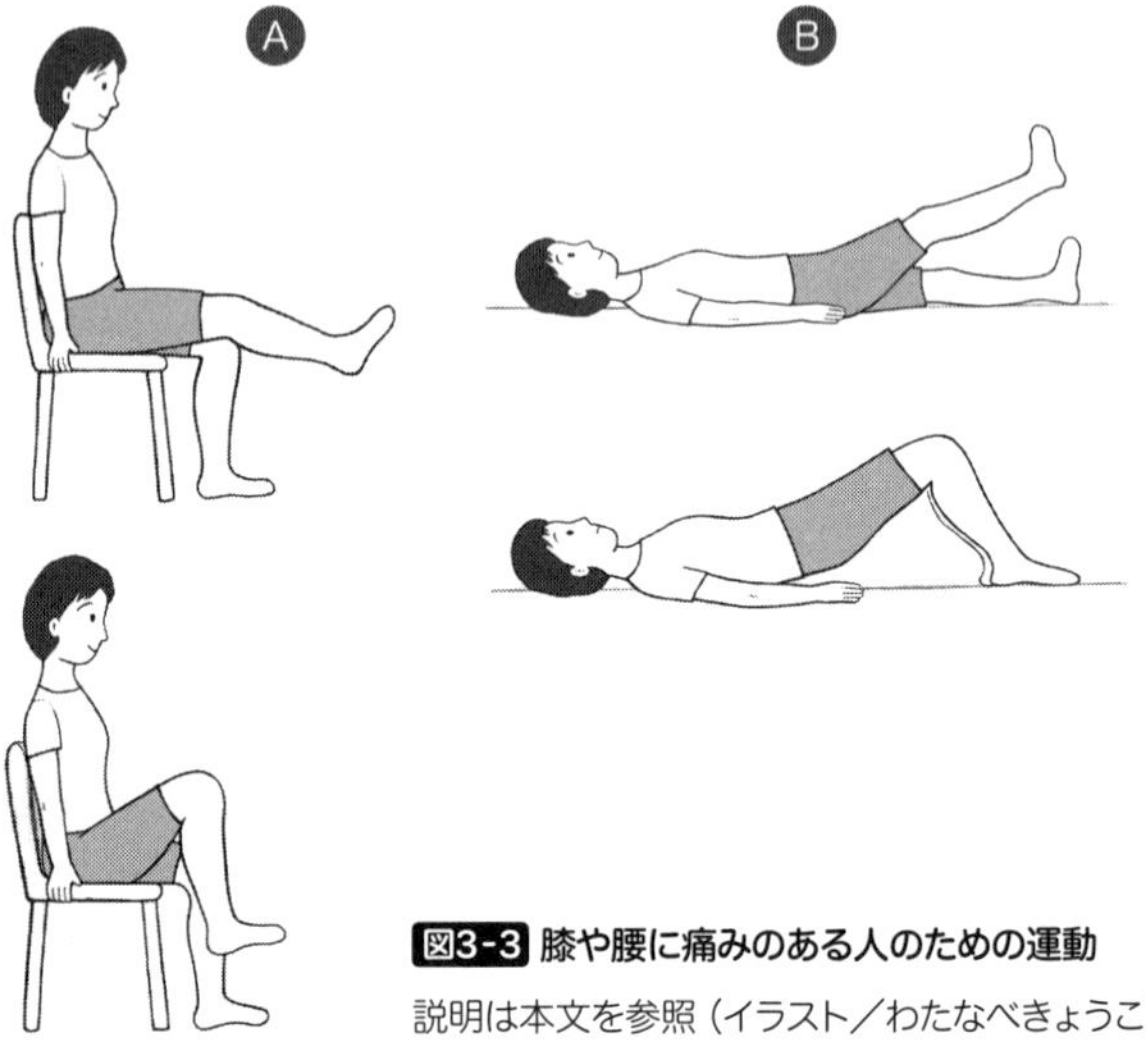

図3-3 膝や腰に痛みのある人のための運動

説明は本文を参照（イラスト／わたなべきょうこ）。

実です。そのような人たちは、運動療法の効果に与れないのでしょうか？

実は、ウオーキングなどができない人たち向けに「レジスタンス運動」があります。レジスタンス運動とは、筋肉に抵抗や負荷を与える運動で、膝や腰に無理な負担をかけることなく筋力を強化できます。図3－3をみながら、挑戦してみましょう。

A：いすに座って足を挙げます（片足ずつ、一回一〇秒間キープ。五回ずつ）。慣れてきたら、同時に両足を挙げましょう（五秒間、五回）。いすに座って膝を曲げ、太ももを持ち上げるのも効果的です（片足ずつ、一〇秒間キープ。五回ずつ）。

B：仰向けに寝転がって足を挙げます（片足ずつ、一回一〇秒間キープ。五回ずつ）。寝転がったまま膝を曲げて、お尻を浮かせるパターンも行います（一〇秒間キープ、五回）。膝や腰が痛くて歩けない人も、ぜひレジスタンス運動に取り組んでください。

Q17の正解は③です。

Q18 ●始めやすくつづけやすいウオーキング法

健康のための運動療法の一つに、ウオーキング（歩行）があります。ウオーキングについて、正しいものを選んでください（複数回答可）。

①認知症や生活習慣病の予防に役立つ
②毎日一万歩、一週間で七万歩以上歩かなければ効果がない
③ふだんより一〇〇〇歩（約一〇分間）多く歩くだけでも、健康上役に立つ

運動不足をきっかけに、多くの病気が発症します。代表格は生活習慣病で、特に高血圧や糖尿病、脂質異常症などが高確率で発症します。繰り返し指摘してきたように、これらの病気が増えるにつれて、認知症もまた増加していきます。

運動不足の解消を目指して、一九八〇年代から、さまざまな社会的取り組みがなされてきました。しかしそれらは、概して運動量が多く、運動強度も強いものが推奨されたため、必ずしも国民の間に定着しなかった経緯があります。毎日一万歩以上歩こうと呼びかける「一万歩運動」は

その典型で、一時は流行したものの、現在の高齢化社会では数多くの国民が取り組むのは困難になってきています。

二一世紀の初めに提唱され、従来の運動とは根本的に考え方の異なる「ライフスタイル・ウオーキング」が注目を集め、効果を発揮しています。ライフスタイル・ウオーキングとは、理論的に推奨される運動量や運動強度を機械的に追求するのではなく、現状よりわずかな運動量の増加を目標とするウオーキング法です。

具体的には、ふだん何歩歩いているかはいっさい問わず、その現状より一〇〇〇歩多く歩く生活を追求します。時間にして約一〇分間だけ多く歩くことを目指すもので、たとえば一万歩運動などに比べて、始めやすく継続しやすいものになっています。

一〇分多く歩く、一〇〇〇歩多く歩く――これには決して、即効性はありません。しかし、継続して行うことで、徐々に、そして確実に生活習慣病は改善されていきます。ライフスタイル・ウオーキングの提唱者である泉嗣彦医師は、二ヵ月めくらいから検査値の改善が認められるようになり、三ヵ月めにはっきりと改善すると指摘しています。「いきなりハードな運動をするのは大変！」と尻込みしているみなさん、ライフスタイル・ウオーキングに取り組んでみませんか。

Q18の正解は、①と③です。

他のウオーキング法の一つとして、「パワー・ウオーキング」にも注目が集まっています。心拍数（脈拍）がある程度多めになるような目標を設定し、早歩きをします。具体的な目標値は年齢によって異なりますが、心拍数が一〇〇〜一二〇になるような速度で歩くと、最も効率的な有酸素運動になるといわれています。

●〝ご当地体操〟にも注目——「ふまねっと運動」の例

近年、全国各地で生活習慣病の予防や健康維持を目的としたユニークな〝ご当地体操〟が考案・実践され、大きな効果を上げています。ご当地体操は数十種類を数え、「健康雪かき体操」（青森県）、「花笠ダンベル体操」（山形県）、「忍にん体操」（三重県）、「どじょうすくい体操」（島根県）、「あじの開き体操」（長崎県）など、名前を聞いただけでも楽しくなってきます。それぞれの詳細は、インターネットでかんたんに調べることができます。

ここでは、私の暮らす北海道発の「ふまねっと運動」をご紹介します。

この運動は、すでにご当地体操の枠を超えはじめています。「ふまねっとサポーター」とよばれるインストラクターを二〇〇〇人擁し、全国三〇万人に普及しています。ふまねっと運動とは、五〇センチメートル四方のマス目でできた大きな網《ネット》を床に敷き、この網を踏まないように、ゆっくり慎重に歩く運動です。ネットを踏まない、ということで「ふまねっと運動」と命名されています。

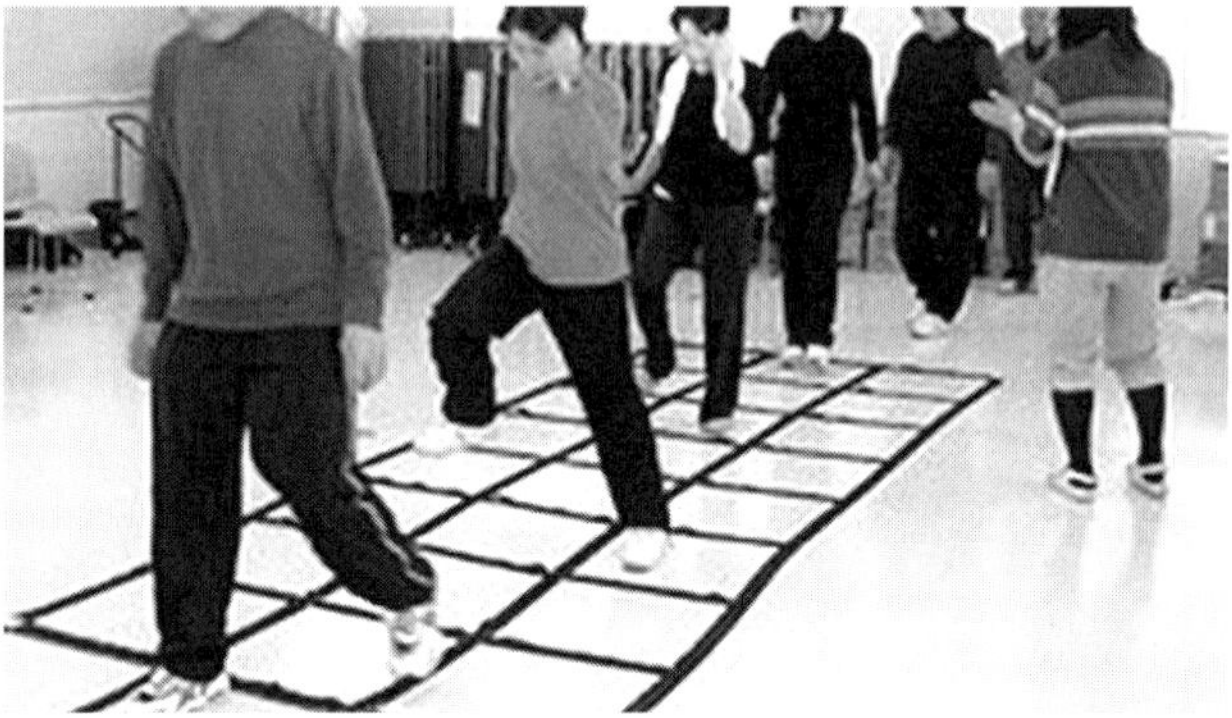

図3-4 「ふまねっと」運動

ステップは初歩的なものから高度なものまでさまざま。まずはネットを踏まずに歩くことから始める。集団で競い合うこともできる。

マス目を利用したステップ法がたくさん用意されており、このステップを間違えないように「学習」しながら、歩行のバランスを改善する「運動学習プログラム」です。集団で交差して歩くこともできるので、レクリエーションとしても楽しむことができます（図3－4）。実際の運動風景は、インターネットの動画サイトなどで確認できます。

ふまねっと運動は、北海道教育大学釧路校で考案され、短期間に多くの人たちに普及しました。運動の効果に関する研究も数多く行われ、記憶力の改善、体のバランス感覚の改善、健康に自信をもち、明るく生きる姿勢を生むなどの有効性が認められています。楽しく、効果のある運動法を探しているみなさんのご参考になれば幸いです。

なお、ふまねっと運動の指導は、「ＮＰＯ法人・地域健康づくり支援会ワンツースリー」（http://www.1to3.jp/）に問い合わせると受けられます。

ご当地体操はこれからもたくさん生まれ、その中から全国的に行われる運動法・体操法が登場してくるでしょう。多くの人の健康増進に役立つ運動療法が豊かに発達していることを、医療従事者の一人として嬉しく思います。

Q19 ●運動やリハビリはどこでできるか？

認知症の予防、重症化の予防には、運動療法が有用です。それでは、「要介護認定」を受けていない高齢者が運動療法を受けられる場所は、次のどれでしょうか？

①デイサービスなどの介護施設
②病院などの医療機関
③自治体などが行う介護予防事業

要介護認定を受けている人は、「リハビリ型デイサービス（通所介護）」「デイケア（通所リハビリ）」で運動療法、運動指導を受けることができます。

要介護認定を受けていない人が認知症予防のための運動・トレーニング指導を受けたい場合には、自治体が行う介護予防事業に参加する方法がよいでしょう。各自治体の保健・健康施設などを利用して開催されています。健康状態の基本チェックを受けた後に、教室に参加できます。また、個人でフィットネスクラブや健康づくりセンターに通うことも有効です。

ところで、病院などの医療機関で、認知症のリハビリテーションや運動療法を受けることは可能でしょうか？

実は、国が定める医療機関でのリハビリ対象疾患には、認知症やアルツハイマー型認知症は含まれていません。「認知症」という病名では、医療機関における運動療法を受けられないのが実情なのです。

比較的若い年代の認知症の人が、認知症治療のためにリハビリを受ける場が限定されていることが気になります。通院で、運動療法などのリハビリを受けられるよう制度が整えられることを切に願っています。

Q19の正解は③です。

3-2 学習療法や脳トレ、アクティビティの効果は？

●運動療法＋αとして取り組むこと

検査項目	開始前	開始後
改訂長谷川式簡易知能評価スケール	14.7±6.48	16.5±7.63
ミニメンタルステート検査	17.5±5.56	18.9±5.81

表3-5 複合的な組み合わせリハビリの効果

「認知症短期集中リハビリテーション」共同研究では、訓練を行った認知症の人の認知機能が改善している。改訂長谷川式簡易知能評価スケールおよびミニメンタルステート検査は、いずれも30点満点の「もの忘れテスト」（説明は本文を参照）。

Q20

認知症予防のための訓練法（リハビリ法）として正しいものは、次のうちどれでしょうか？

①計算や音読などの学習療法は、あまり役立たない

②音読やパズル、運動や討論など、各種の訓練を組み合わせた方法が有効である

③世間の雑事に背を向け、家に引きこもって座禅を組むのがよい

認知症の症状を悪化させないために、どのようなトレーニングが有効か、さまざまな研究が進められてきています。その中で、二〇〇六～二〇〇九年に行われた「認知症短期集中リハビリテーション」共同研究（研究責任者：杏林大学・鳥羽研二教授）が注目されます。主に、介護施設で行われる「組み合わせリハビリ法」の意義を明らかにした研究です。

訓練内容は、運動療法（歩行や階段昇降など）を基本に、作業療法（折り紙、クラフトワーク、手芸、個人音楽療法など）や学習療法（音読、ドリルなど）、回想法などで構成さ

れています。訓練期間は三ヵ月間程度です。表3－5に示すように、この訓練を受けた認知症の人の認知機能が改善し、同時に、意欲や精神的な落ち着きも増したことが報告されています。

認知症予防のトレーニング、認知症治療のリハビリにおいては、ともに運動療法を基本としながら、さまざまな方法を組み合わせて行うことが推奨されます。

Q20の正解は②です。

●脳トレの効果的な使い方

「脳トレ」という言葉は、すっかり人口に膾炙《かいしゃ》しました。「脳トレーニング」や「脳活性化トレーニング」の略称で、主に中高年の知的能力アップを目指す学習プログラムを指しています。

脳トレが注目を集めはじめた当時は、文章の音読や、足し算・引き算といった計算が主体でしたが、最近では、記憶の訓練や漢字の書き取り、図形の左右差の発見などをゲーム形式で行うものが主流になっています。

脳トレが有効であることを示す研究結果も報告されていますが、単独で取り組むよりも、運動や作業療法、人との社会的交流などと合わせて行うことで、さらに有効性が増すと期待されます。自室にこもって計算ドリルや脳トレばかりをしている人に対しては、私は「そんなことよりしっかり運動しましょう」と運動の大切さを強調しています。

前項でみたように、各種のリハビリ法を組み合わせることで相乗効果が発揮されます。バランスよく取り組んでいきましょう。

●熱中して取り組める趣味がそのままリハビリに

絵画を描く、歌を唱《うた》う（カラオケ）、料理や裁縫をする、工芸や園芸をたしなむ、旅行に出かけ、写真を撮る……。

人は生きるために、そして生活を豊かにするために、さまざまな作業や活動に取り組んでいます。これらを総称して、「アクティビティ」とよびます。仕事に近い作業的なものから文化・芸術的な営みまで、多種多様なアクティビティはそのまま、日々を充実させるリハビリ法として利用可能です。

「エンドウ豆の筋取り」や「縄ない」……、これが何だか想像がつきますか？

実はこれらは、高齢者に人気のある、意外なリハビリ法の例なのだそうです。ある老人施設に勤めるリハビリ技師から伺った話です。長い人生の中で培ってきた仕事や作業が上手にできると、ふしぎに活力を覚えることがあります。長くつづけられる趣味にできるものも多くありますので、ぜひいろいろと試してみることをお勧めします。

継続して取り組むためのコツは、楽しく充実感をもてるもの、ある程度熱中できるものを選ぶことです。認知症予防のためにしかたなく行う、というのでは、効果も半減します。私の身近で実際に見聞した高齢者の例をいくつかご紹介しましょう。

▼写真：野鳥の撮影を趣味にしている人が多数います。撮影スポットに出向くための旅行もでき、良い運動になっていいそうです。以前は作品を発表する機会が限られていましたが、今はインターネット上にホームページを開いて写真を掲載しています。野鳥の撮影は、運動療法や知的訓練、美的センスの向上を兼ねた最高の趣味だと語っていらっしゃいました。

▼料理：だしの利いたスープでラーメンなどをつくり、奥様にふるまっている男性がいらっしゃいます。男の料理は、認知症の予防にきわめて有効であるという説もあります。こんどは減塩食をつくる、と張り切っています。特に、塩分の高いソーセージやハムから塩分を減らす「脱塩調理」に取り組むと意気込んでいらっしゃいました。興味深いことに、女性の料理にはさほど認知症予防効果があるとはみなされていません。これは男女の性差によるというよりは、ふだんやりなれている作業かどうかということに意味があるようで、認知症の予防という観点からは、「新しいことに挑戦する」ことに意義があるのかもしれません。

▼小説を書く：ミステリー小説を書いている人もいて、懸賞小説にも応募しているそうです。以前は、お金をかけて印刷・製本する自費出版をして、友人などに配付していましたが、今ではブログを開設し、インターネット上で作品を発表しています。私が診《み》てきた患者さんの中には「自

分史」を書く人が大勢いましたが、最近は小説を書く人が増えているようです。

▼工芸、日曜大工、山小屋づくり：DIY（Do It Yourself：自分でやる）に興味のある人なら、大工道具を用いて工芸をしてみるのも効果的です。自分でつくったテーブルでコーヒーを飲むことができたら、最高ですよね。

私の知人の中には、自ら山小屋をつくりあげた人もいます。遺産相続で田舎の山奥に狭い土地が手に入ったことを契機に、週末ごとに通ってこつこつと作業を進め、ついには山小屋を完成させたのでした。まるで隠れ家のようなお気に入りの空間で、お茶を飲んだり読書をしたりして過ごすのはとても楽しい時間だそうです。

●現役時代から〝生涯の趣味〟を探そう

日常生活の中に題材を選んでもよし（庭での園芸、工芸、裁縫、料理……）、日常を脱して題材を選んでもよし（旅行、写真、山小屋づくり……）。シニア時代は長くつづきます。六〇代半ばから数えても、二〇年以上の期間に及びます。子育て時代より長いかもしれません。その時代を有意義に楽しく、充実感をもって生きるためには、生涯にわたって継続できる良い趣味とめぐりあう必要があります。そのきっかけを、四〇～五〇代の現役時代に掴《つか》むことができたら最良ですね。

ちなみに、私の父は晩年、四冊に及ぶ自家製の「本」を書き残してくれました。パンフレットのようなその冊子には、家族の思い出や家系のルーツを探る手記、自身の関わった教育史（父は教師兼役人でした）、戦争の思い出などが綴《つづ》られています。それは、私たち子供にとってとても貴重な記録です。子から孫へ、そしてその次代へと、読み継がれていってほしいと願っています。

●高学歴の人は認知症になりにくい!?

「高学歴の人は認知症になりにくい一方、低学歴の人はなりやすい」といった考え方があります。ほんとうでしょうか？

これらの言説は、過去に「学歴や教育水準が高いと認知症になりにくい」とする研究結果が報告されていることに影響を受けているようです。最近の研究では、学歴と認知症の関係は必ずしもはっきりしない、あるいは学歴と認知症は関係がないとする研究結果も出ています。

私自身の診療経験でいえば、大学で教授を務められたなどの経験をもつ認知症の患者さんも少なくありません。個人的には、学歴や教育歴の高低と、認知症の発症リスクとを関連づける考え方は、必ずしも適切ではないと考えています。過ぎ去った時を悔いても、しかたがありません。過去がどうあれ、今からできる運動や脳トレ（作業療法や学習療法）に挑戦することで、生きがいのある高齢期を迎えることを目指そうではありませんか。

「脳の基礎体力」という言葉があります。

少年期~青年期にかけて本を読み、日記などの文章を書き、思索や討論、計算などをしっかりしてきた人に備わる脳の活動レベルを意味しています。しっかり勉強して、脳の基礎体力が備わっている人は認知症になりにくい、という主張です。学歴の高低にかかわらず、「脳の基礎体力」をしっかりつけて大人になることは、きわめて大切なことです。

加えて、中年期から熟年期、初老期へと継続して本を読み、ときに文章を書き、自分の頭でしっかり考える習慣をつけることが重要です。「脳の基礎体力」は、子供~青年時代だけの産物ではなく、人生全体にわたる知的営みの中で培われ、維持されていくものです。

読書量が減り、顔を突き合わせての会話や討論が少なくなりつつある現代社会では、「脳の基礎体力」の向上が阻害されているように感じます。次項で述べる事柄も参考にしながら、脳の基礎体力を強化・増進していく生き方を追求していただければと思います。

●デジタル認知症とは何か

数年前から、「デジタル認知症」という言葉が登場しています。

ドイツの医師が提起した概念で、情報の確認や調べごとなどをスマートフォンなどのデジタル機器に頼りきり、自らの脳を使っての記憶や思考、判断をあまりすることのない生活をつづけていることで、徐々に認知機能の退化を招き、やがては認知症に陥ると警告を発しています。少なくとも現段階で、真の認知症に位置づけられるものではありませんが、スマホに依存するような生活が長期間にわたってつづいていけば、思考や記憶の退化につながる可能性があることが危惧されます。

その傾向をさらに助長させるものとして、ゲームやインターネットを長時間操作しつづける生活が挙げられます。ゲームやネットを長時間操作する生活は、やがてゲーム依存、ネット依存へと悪化していく可能性があります。

依存とは、ネットやゲームをしていないと体調が悪くなり、吐き気やめまい、憂うつ感などに襲われ、反対にネットやゲームに浸ると快感を覚え、体調が良くなるといった現象を指します。依存症になると、主に精神科などでの治療が必要になる場合が出てきます。

スマホやパソコン、ゲーム機などの使用は、意識的に時間を制限して行うようにしたいものです。ゲームに夢中になる若者も異様ですが、画面に食い入るようにネットに夢中になる高齢者の姿も異様です。笑顔で利用する姿こそ、素敵だと思いませんか。

●パチンコやスロットなどの遊技に認知症予防効果はある!?

高齢の知人が「マージャンをすると脳が若返る」と話していました。マージャンは囲碁・将棋とともに、多くの介護施設でレクリエーションとして採り入れられています。評判の良いメニューの一つでもありますが、楽しみながら認知症の予防に活かすためには、いろいろな工夫が必要です。

楽しくなければ仲間が集まりませんし、長続きもしないので、多くの人が興味や関心をもつことのできるマージャンやゲーム、パズルなどは、介護施設等におけるレクリエーションに適しているといえます。しかし、楽しさの追求だけではやがて飽きてしまうので、充実感や達成感、心地よい疲労感を実感できるようなメニューづくりが大切になってきます。

勝負や競争を取り入れると俄然、活気づくことがあります。ときに競い合うのは気持ちが高揚し、訓練が進みます。楽しさを追求しつつ、利用者の積極性を引き出せるようなプログラムのもとでマージャンなどを行うことは、認知症の予防にも効果があるといえるでしょう。

ところで、最近は「脳を刺激する」などの名目で、パチンコやスロットといった刺激性のある遊技を採り入れているデイサービスも存在します。「カジノ型デイサービス」などとよばれています。

模擬通貨を使用した「賭け」が行われ、「儲《もう》け」がたまるとおやつが一品増えるなどの特典が設けられています。施設で過ごす時間の大半をこのような遊技に費やすサービスも現れており、認知症の高齢者に悪影響が出るのではと心配されています。

これらの遊技と、マージャンなどのレクリエーションには、どのような違いがあるのでしょうか？

マージャンや囲碁・将棋は、駆け引きを通じて相手の心を読み、それに対応する作戦を考えて実行していくなど、知的トレーニングとしての側面が強いと考えられます。一方、パチンコやスロットは単純な機械的操作をつづけるだけで、対人ゲームのような知的な要素は多くありません。実際に、パチンコ、スロットにはリハビリ法としての有効性は認められていないのが実情です。

純然たるお楽しみの時間のために利用することは良いとしても、長時間にわたってパチンコやスロットを行わせる試みには疑問を感じます。条例で規制する自治体が増えてきていることも補足しておきます。

いずれにしても、遊技やゲームだけにとどめたのでは、認知症の予防策としては不十分です。多くの人が楽しめるレクリエーションを終えた後は、ウオーキングや散歩、ストレッチ体操などの運動や、作業療法（園芸、絵画、書道、工芸、裁縫、料理など）、音読や計算といった学習療法など、多面的に取り組むことが大切です。

●認知症は金銭感覚を狂わせる

ところで、認知症によって変化を強いられるものの一つに、「金銭感覚」が挙げられます。ご自身の予防のためというよりは、家族などに認知症の人がいる場合の参考として、ここでかんたんに触れておきます。

症状の進行に伴って、金銭感覚はどのように変わっていくのでしょうか?

一般的には、お金に執着するようになり、「金を盗られた」などと主張する被害妄想的な傾向が強まっていくことが知られています。特に、身近で介護してくれる人を犯人扱いする被害妄想をもちやすくなります。

一方で、たとえば訪問販売員などの他人に対しては、疑う気持ちが鈍麻し、容易に騙《だま》されて高額商品を買ってしまったりします。それでもなお「あの人はいい人だった」などといって、過ちを反省できないのも認知症による特徴的な症状の一つです。ダイレクトメールを受け取ると「自分を特別扱いしてくれた」などと思い込み、安易に大金を投入してしまう事例が散見されます。

金銭感覚の混乱を背景にギャンブルにはまり込み、トラブルを引き起こすこともあります。「パチンコ屋に入り浸って困っている」「パチンコにはまって、一〇〇〇万円以上もあった貯金を使い尽くした」などの例を、私も見聞してきました。もともとパチンコやスロットなどの遊技が好きだった人だけではなく、高齢期になって暇を持て余した結果、はまってしまう人もいます。

ギャンブルに夢中になる姿は一見、快活さが増したようにみえるため、家族は「引きこもりがちだった生活から抜け出して、元気になった」などと喜んだりします。しかし、数ヵ月にわたって連日通うようになると、一種の依存状態になり始めたととらえるべきです。ギャンブルなしには日々の暮らしを送れないようになり、やめさせようとすると怒り出します。暴力的な対応で迫ってくることもあります。

ギャンブルに勝って、少額でもお金が儲かると、独特の昂揚感を得られるものです。適切な金銭感覚が薄れた認知症の人では、刺激と興奮を求めて放漫なお金の使い方に走りかねません。高齢期には抑制がきかなくなっている人も見受けられ、若者より依存に陥りやすい場合もあります。そのような状態に気づいたら、早めにメンタルクリニックや精神科外来などを受診して、医師に相談しましょう。

繰り返しますが、認知症の人向けの介護サービスにギャンブル的な要素をもつ遊技を持ち込むことは不適切です。家庭内でのトラブルを助長しかねないことを知ったうえで、施設・サービスの選択に活かしていただければと思います。サービス利用者はもちろん、ケアマネジャーや事業者をはじめ、認知症に関わる人たちは誰も、表面的な面白さだけに誘惑されず、効果やリスクをしっかり把握したうえで、適切なレクリエーションを選択するようにしましょう。

3-3 「人との交流」が認知症を防ぐ

●生涯つづく仲間づくりを四〇代から

人と人との交流は、いうまでもなくとても大切です。人は他人と交流することで、相手を見つめ、自分を見つめています。出会い、恋、友情、別れ……。人と関わり合うことのすべてが、私たちの人生を豊かにし、成長させてくれます。

高齢期になると、どうしても人との交流が少なくなります。それは同時に、自分を見つめる機会が減少することを意味しています。自分を見つめる思索は、来し方や行く末を照らし出すことを通して、新たな意欲や目標を生み出すことにつながります。

大きな転機となるのが、定年退職です。定年を機に、毎日出勤し、同僚と交わしていた何気ない会話が消えていきます。転勤であれば新しい勤務地で新しい人間関係が生まれますが、退職ではそうはいきません。そのような状況下で新たな人間関係をつくるには、どうしたらいいでしょうか？

まずは地域です。町内会などに面倒がらずに参加してみましょう。次に、趣味や興味を通しての集まりやサークルが挙げられます。役場や新聞の地方版、ミニコミ紙などで情報が得られます。もともと付き合いのある仲間との、継続的な交流も大切です。

新しい人間関係をつくるには、ある程度の勇気と努力、そして時間が必要です。面倒がらずに、四〇～五〇代のうちから将来を見据えて、仲間づくりを心がけましょう。親友を得ることは、単なる交流を超えて、困ったときに支え合える人間関係の基盤づくりにつながります。

私は故郷を遠く離れて暮らしていますが、小学校入学時の同級生、中学時代の同級生、高校卒業時の同窓生の三つの仲間との交流がつづいています。濃淡はありますが、昔からの友人たちとの交流は有意義なものです。高校時代のある友人は、タバコを吸っていた私を厳しく叱責してくれ、それがのちの禁煙へとつながりました。

働き盛りの年代は、仕事はもちろん家庭での忙しさもあり、まだ先にある自身の高齢期について考える時間は少ないのが実情だと思います。でも、ときには、少し先を見据えて高齢期につながっていく仲間づくりに思いをめぐらせる時間をもってはいかがでしょうか。

夫婦関係も大切にしましょう。定年退職後に夫婦で仲良く旅行に行ったり、演劇や映画を鑑賞したり、スポーツ観戦に出かけたりするカップルはとても素敵です。実は、少数派かもしれませんね。私のまわりでも、気恥ずかしさや照れくささを感じたり、一緒に行動することを嫌ったりするカップルが少なくありません。まずは一回、食事や旅行などを一緒に楽しんでみるところから始めてみませんか。

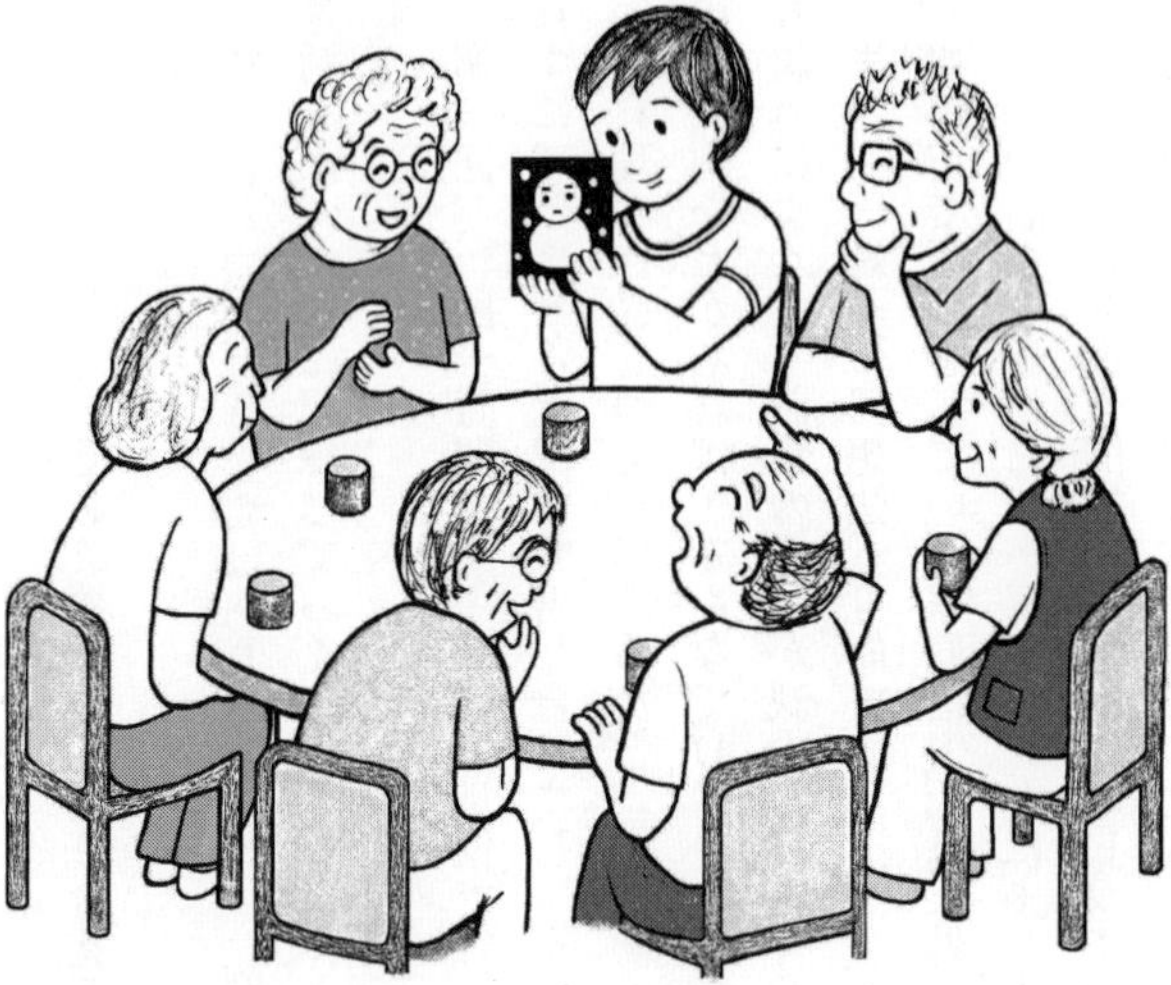

図3-6 回想法施行時の風景（イラスト／わたなべきょうこ）

●思い出を語り合う
——記憶の混乱を防ぐ「回想法」の効力

高齢期になると、人はよく昔話をするようになります。昔のことを思い出し、それをもとに自分を振り返り、見つめ直すことを治療に応用したのが「回想法」です（図3-6）。

通常は、五～六人規模で行います。司会役を務めるリハビリ技師や介護福祉士なども含め、ぐるりと輪になって座ります。お茶やお菓子があれば、話が弾みやすいかもしれません。

「お祭りの思い出」「家族のケガ」「小学校の恩師」「得意な料理」「初恋の人」など毎回、具体的なテーマを決め、一人数分をめどに語り合います。ポイントは、誰もが話せるエピソードをもっているようなテーマを設定することです。楽しく、そして懐かしく語り合えることが重要で、聞き手の人たちが折々に質問するのもお勧めです。

特にまとめを行う必要はありませんが、「回想法ニュース」などを作成して、個々の参加者の逸話をかんたんに記録しておくと、それ自体がのちのち語り合える記憶にもなってより効果的です。

週一回、一回一時間で一〜二ヵ月単位で行います。人の入れ替わりは自由です。自己紹介を忘れずに、ときどき近況を報告し合いましょう。回想法で語り合った内容をきっかけに、話題になった料理や作品をつくってみるなど、アクティビティにつなげることも可能です。共通した思い出の映画などがあれば、みんなでDVDを鑑賞するのも楽しいものです。このような回想法の取り組みによって、記憶の混乱が減少し、精神的な落ち着きが戻る効果があるといわれています。

また、一対一の回想法も可能です。

旭川市で医師をしている萩原信宏氏は、外来診療や訪問診療の合間に患者さんの昔話を聞き取り、その話を文章化してパンフレットにまとめ、本人や家族に届ける取り組みを行っています。昔話の中から北海道開拓史の意外なエピソードや人間像が浮き彫りになるなど、患者さんはもちろん家族の方にも喜ばれ、高齢者の生きがいにつながっています。萩原氏の活動はNHKで放送され、大きな反響をよびました。

友人同士、家族同士でも、思い出は語り合えますが、話を記録し、文章化することは容易ではありません。関わり合いをもつ医療や介護の担当者に相談するなどしてみてください。

●「笑い」は認知症を予防する

Q21

「わっはっは」と声を上げて笑う動物は、私たち人間だけです。笑いと健康には、どのような関係があるのでしょうか？　間違っているものを一つ選んでください。

①笑いは大脳皮質の血流量を増やし、記憶力などを向上させる
②笑いは副交感神経を活性化し、体の緊張感をほぐし、リラックスさせてくれる
③笑いと健康には、特に関係がない

笑いは、人間特有の精神的活動です。作り笑いや嘲笑、苦笑いなど、複雑な心理的背景をもつ笑いもありますが、ここでは、愉快で面白いときの笑いについて取り上げます。

笑いの健康上の効用は近年、詳しく研究され、話題にのぼる機会も増えています。認知症予防という観点からは、笑いにどんな好影響を期待できるのでしょうか。最近の笑い研究の成果をご紹介します。

笑いはまず、前頭葉のはたらきを活発にして、思考や記憶を向上させます。本来は面白さを理

解してから笑うものですが、笑いの表情や動作をして「わっはっは」と発声するだけでも、良い効果が生まれます。

笑いはまた、自律神経の中枢である間脳にもはたらきかけ、副交感神経の活動を促進することで心身をリラックスさせます。ストレスホルモンを抑え、間脳から脳内モルヒネ（エンドルフィン）の分泌を促して、幸福感を醸成します。

良いことずくめの笑いを積極的に広めるために、「笑い学会」「笑いヨガ教室」「笑い塾」「笑いと健康学会」などのさまざまな団体が生まれています。それぞれの団体において、笑いのリーダーやインストラクターを養成・派遣する試みも行われています。地元の団体を探して、一緒に笑ってみましょう。

笑いのある生活は、人の気持ちを明るく、豊かにしてくれます。高齢期になると笑う機会が減りがちですが、積極的に笑う機会をつくって大いに笑いましょう。それは必ず、認知症の予防につながっていくはずです。

Q21の正解（間違っている項目）は、③です。

3-4 「わかっちゃいるけどやめられない」から脱却しよう

第2章と第3章を通じて、具体的な認知症予防策をさまざまにご紹介・ご提案してきました。これらすべてを実践できたらすばらしいに決まっていますが、日々の慌ただしい生活の中では、そう単純にはいきません。体に悪いとわかっているのに、「わかっちゃいるけどやめられない」ことも多々あります。

私自身に関していえば、長い間タバコをやめられませんでした。折に触れて禁煙を決意し、そのたびに一度は喫煙をやめるのですが、二〜三週間で挫折するのがつねでした。何回「やめた」か、思い出せないくらいです。

最終的にぴたりと禁煙できたのは、心臓の病気が見つかったときでした。「このままタバコを吸いつづけたら死んでしまうな」と確信したのです。このときばかりは、難なくやめることができました。

食事と運動については、本書に書いたとおりの内容をほぼ実践しています。スポーツジムに週三回のペースで通い、体重は六〇キログラム程度で安定しています。

●「できる範囲」で「具体的な目標設定」を

ここまでお読みになっておわかりのように、認知症の予防策とは、実は特別なものではありません。一般的な健康的生活そのものです。認知症予防策は生活習慣病の予防策であり、がんの予防につながるものでもあります。より砕いた言い方をすれば、「若々しさを保つ」策なのです。自らの健康をどう築き、どう維持していくか、人任せにせずに考えることが重要です。

これには、社会のあり方も大きな影響を及ぼします。特段の意識をしなくても、ふつうに暮らしているだけで、健全な食事、適度な運動、禁煙や減塩などができる社会、それを支える行政や企業活動などがおのずとなされている社会を追求していく必要があります。

かつての「一万歩運動」がそうであったように、特別な努力や難しい学習をしなければ成功しないような健康維持策は、社会全体に普及することはありません。先に紹介したイギリスの減塩政策がうまくいった背景にも、企業に協力を要請する制度づくりから始めたことがありました。日本もそれにならい、ふつうの市民がふつうに暮らす中で、おのずと健全な食事や適度な運動などが得られる社会、それを求めていきたいものです。

ただし、社会のあり方が一朝一夕に変わるものではないこともまた、事実です。まずは、さまざまな生活習慣病や将来の認知症予防策の重要性を認識した人から、少しずつ、できる範囲で実践することで、前へと進めていきましょう。本書が、現役世代からのその取り組みの一助になれば、これに勝る喜びはありません。

まず、何か一つ心に決めて、実行してみませんか。以下に、対象となる健康不安と関連させながら、具体的な取り組みをあらためて列記しますので、ぜひ参考にしてください。

▼フィットネスクラブ、スポーツジムに通って運動する（肥満気味の方へ）
▼一日六グラム以下の減塩食生活に挑戦する（高血圧の方へ）
▼一六〇〇キロカロリーを目標にダイエット。まずは一八〇〇キロカロリーから（糖尿病の方へ）
▼タバコを吸っている人は禁煙を。なかなかやめられなければ、医療機関の禁煙外来に通ってみましょう
▼スポーツ観戦、観劇、音楽会などで、新しい刺激を受けましょう
▼本を読む、自分史を書く、エッセイや身辺雑記を書く

どれでもかまいません。ポイントは、具体的な目標を定めることです。達成すると、次の挑戦への意欲がわいてきます。そうなればしめたもので、あなたはもう、認知症を遠ざける予防生活の確立に成功しはじめています。

第4章

「高齢期の愛と性」をどう考えるか

――豊かな心、前向きな気持ちを保ちつづけるために

prevention of dementia

高齢者の心の奥には、悲しみと憤《いきどお》り、後悔と嫉妬、喜びと不満……など、さまざまな思いがひしめいています。高齢期には、退職や転居、子の自立、家族との別離、親友や親族の逝去など、身辺を取り巻く境遇の変化も多様かつ急激に起こります。

年老いた時期の人々の心には、いわゆる「ロス」の感情、すなわち、「失う」悲しみや「喪失」の苦しみが多く降り積もっています。高齢の人間が尊重されない社会の風潮に怒りを感じることもあるでしょう。苦しみや怒りが過度に膨張することのないように、努めて理性的にふるまい、我慢を重ねて自分を律している高齢者も多いのではないでしょうか。

高齢期に豊かな心をもち、精神状態の健やかさを保てるならば、それは確実に認知症を遠ざけます。本章では、愛と性という私たち人間の精神の核心部に宿る感情や意識を見つめながら、高齢期の豊かな心、豊かな感性のあり方について、認知症予防の観点から考えていきます。

働き盛り世代のみなさんには、まだ少し遠い話と感じられるかもしれません。しかし、いずれは誰もが直面する問題です。本章を通じて、高齢期に待ち構えている愛憎半ばする人間関係について、思いをいたしていただければと思います。

少年は、いまだ知らぬ青年時代をワクワクドキドキしながら想像します。働き盛り世代に属するみなさんは、やがて訪れる自身の高齢期を想像して、ワクワクドキドキするでしょうか？

「高齢期を豊かに過ごす」とは、単に静かに、のんびりと日々を重ねていくことではありません。知的好奇心を保ち、好奇心の指し示す方向へ歩みつづけることができたら、すばらしいと思いませんか。ぜひご自身の高齢期を想像しながら、読み進めていただければと思います。

4-1　高齢期の愛のかたち

●高齢期の愛①——それはやがて重荷へと

高齢期における大切な生きがいの一つに、子や孫との交流があります。子が社会で活躍するようすや、孫がすくすくと育つ姿を見守るのは、この上ない喜びを与えてくれるものです。

しかし、たとえば病を背負った子の看病や、育児放棄された孫の養育の全責任を背負わされたとき、その負担はとてつもなく大きなものとなります。

子供夫婦が不仲となって家庭崩壊に陥《おちい》り、子供を親に預けて夫婦ともに行方をくらましてしまう。その結果、祖父母が孫の育児の全責任を負わされる……。決して珍しいことではありません。実際に、私の知り合いにもそのような境遇の人がいました。

まだ年端もいかない頃、可愛い孫に触れて毎日に張りがあり、当時は六〇代だった祖父母はまだ体力にも自信があって、充実した日々を送っていました。しかし、中学、高校と進むうちに孫は夜遊びを覚え、やがて非行に走って、祖父母といさかいを起こすようになりました。

七〇代半ばを迎えていた老夫婦には孫の問題が重荷となり、そろって抑うつ状態へと陥りました。夫が脳卒中で入院したことで、孫の育児責任は祖母一人にふりかかります。高校を卒業しても就職しなかった孫は、毎日ぶらぶらとどこかへ出かけては遊んできます。七〇代後半を迎えた祖母は、記憶力や判断力の低下を自覚するようになり、夜は眠れず、食事も喉を通らず、やがて体重は三〇キログラム近くまで減り、衰弱が進んでいきました。

まだ判断力のあるうちにと、祖母は孫との別居を決意し、サービス付き高齢者住宅へ入居します。養育の重荷から解放されて精神的に驚くほど明るくなった彼女は、徐々に健康を回復していきました。

一人暮らしを余儀なくされた孫は、独力で生きていかなければならないことを自覚し、運送会社に就職しました。祖母は、高校卒業時点で別居すべきだったと反省しています。

また、高齢の親のもとに、病気になった子供が転がり込んでくることがあります。子供といっても四〇~五〇代になっていれば、看病・介護には辛《つら》いものがあります。精神系の病気の場合は、特に負担が大きくなる傾向にあります。

私の見聞した事例として、アルコール依存症となった男性が、結婚して自ら築いた家族に見放され、行き場を失って実家に出戻りしたケースがありました。突然、舞い戻ったアルコール依存症の息子によって、高齢期の父母の生活は破壊されます。ささやかな愛情によって子を立ち直らせようとする父母に対し、息子は酒を飲むと人が変わり、幻聴に怯《おび》えて猜疑《さいぎ》心が強まり、怒鳴って暴力をふるうこともありました。何とか精神科病院の受診はできても、なかなか治療の軌道には乗りません。ある町の「医療相談会」で受けた、九〇歳の母の嘆きです。

ここで紹介した二つの事例のように、子や孫への責任を全面的に背負わされての生活は、短期間であればともかく、五～一〇年といった長期間に及ぶ場合には、老親の精神的・肉体的健康を確実にむしばんでいきます。子や孫への愛情ゆえに、苦しく重い仕事を請け負ってしまう。その気持ちは十分に理解できますし、応援したくもなります。しかし、〝終着点〟がみえていればまだしも、先行きのまったく見通せない場合には、決して無理をすべきではありません。

高齢期において長期間つづく精神的な苦しみは、うつ病や認知症への一歩に容易につながっていきます。愛情ゆえのストレスに押しつぶされることのないよう、孫の問題であれば教育相談機関へ、子の病気の問題であれば病気ごとの医療機関や相談機関に相談してみましょう。

愛が重荷に変わる前に……。

重荷が高齢期の自分の健康をむしばむ前に……。

家庭内での悩みごとにとどめず、外部の専門家に相談することでひらけてくる道があるはずです。

●高齢期の愛②――「ロス」の悲しみと苦しみ

高齢者の愛は、その深さ、大きさゆえに、当人を苦しめることがあります。たとえば、長年ともに暮らしてきたペットの死は、特有の深い悲しみ、気分の沈み込みをもたらします。最近よく使われる言い方に「〇〇ロス」がありますが、なかでも「ペットロス」は、独特の喪失感をもたらすものといえるでしょう。深く愛したペットを失ったときの悲しみ、苦しみは、他人には想像もできないほど大きなものです。

高齢期とは、ある意味で「ロスの連続する時期」でもあります。同時代をともに生き、助け合って生きた親友や兄弟姉妹、親族との別れや死があります。子が先立つこともあります。ペットの死もまた、そのような別離の一つです。

私の大学医局の大先輩で、宮城県で大学教授、国立病院長などを歴任した人がいました。同県亘理《わたり》町の海沿いの地に家を建て、老後を送っていた二〇一一年三月一一日、東日本大震災とそれに伴う津波に襲われました。ご夫妻の命は無事でしたが、愛犬のタローを失いました。

「古希を過ぎてからすべてを失うことは過酷なことではあるが、癒《いや》されることがない心の傷はタローを失ったことである。……都会の雑踏を離れ、雑木林に囲まれた家で夫婦がタローとともに過ごした一〇年余りの生活は、何にも代えがたい幸せな日々であった」

ご本人の手記には、夜の避難所で一度だけタローを見かけた、と書かれています。避難所生活の二日めの深夜、ふと目を覚ますと入り口にタローが座っていたのだ、と。そして、そのときのタローの目をみて、永遠の別れを悟ったと綴られています。

そのタローの姿が現実だったのか幻覚だったのか、今となってはもうわかりません。わかるのは、夫妻にとってタローの死が痛切なまでに悲しく、辛いものだったということだけです。

私の先輩を襲ったこの例のように、高齢期には悲しみや苦しみをもたらす出来事が少なくありません。若い時代の「得る喜び」が、高齢期には「失う悲しみ」へと変わっていきます。九〇歳程度まで生きることが当たり前となった現代、高齢期が「ロス」の時代であることを知り、それを認めなければ、生きていくことはできません。厳しい現実をも受け容れ、無欲に、淡々と生きていく覚悟も必要かもしれません。

雨ニモマケズ
風ニモマケズ
（中略）
アラユルコトヲ
ジブンヲカンジョウニ入レズニ
ヨクミキキシワカリ

（中略）
ホメラレモセズ
クニモサレズ
サウイフモノニ
ワタシハナリタイ

「雨ニモマケズ」宮澤賢治

辛いこと、悲しいことに直面したときには、こんな詩を再読して、気持ちを平静に保つことも有意義ではないでしょうか。

●高齢期の愛③——恋する高齢者の結婚をどう考えるか

有料老人ホームのケアマネジャーをしている人から、高齢者の恋について相談を受けたことがあります。

「入所中の方に関して相談です。軽度認知症を合併した脳梗塞後遺症の男性（七五歳）とパーキンソン病の女性（七七歳）が交際を始め、お互いに驚くほど元気になりました。ともに単身者で、要介護1です。二人は、老人ホームを出て生活をする計画を立て、それぞれの子供と話し合っています。施設側として認めてもいいものでしょうか？」

恋は人を生き生きとさせ、人生を楽しく豊かにしてくれます。そのとき脳内では、ドパミンやエンドルフィンなどの喜びを感じるホルモンが分泌されているのでしょう。生きる意欲、幸せを求める感情、自分を高めようとする気持ちなどが生じてきます。最近の研究では、性ホルモンには脳内で記憶を高める作用があるといわれています。

孤独な生活は寂しく、無気力に陥りがちです。異性の親しい友人が得られれば、そのような生活を一変させてくれます。もしその人を恋人のように感じられたら、さらに豊かな刺激を与えてくれることでしょう。

事例はまだそう多くはないと思いますが、老人施設の中でも恋は生まれています。相談者の例がそうであるように、施設を出て、二人で生活をともにする選択を望む場合もあります。子供たちの同意が得られ、当人たちに生活能力があって、生活設計も無理なく立てられると判断できるなら、認めてもかまわないケースもあると思います。

ただし、施設の中での「淡い恋」にとどめて、お付き合いをする程度が適切な場合も多いと思います。認知症は進行性の病気ですので、先行きが不安定であることを忘れるわけにはいきません。一時の勢いに任せることは不適切です。

注意すべき点は、次の4-2節で述べるように、男性は高齢期でも性的欲求が持続しているということです。認知症の進行によって扁桃体《へんとうたい》（側頭葉の奥にある神経細胞の塊、人間の本能を司っている部位）が侵されると、性的欲求が病的に高まってしまうことがあります。男性側の性的欲求の高まりから事態が動いているとしたら問題です。周囲の人たちには、冷静な判断が求められます。

高齢期の恋は、確実に人を元気づけます。豊かな心や前向きな気持ちを与えてくれることで、認知症の病状にとっても好影響は多いでしょう。ただし、恋だけが暴走したのでは、のちのち大きな問題を生じる可能性も少なくありません。冷静さも持ち合わせて、判断するようにしましょう。

●禁じられた愛？

お互いの配偶者が病気で入院しているときに、病院で出会い、励まし合った初老の男女がいました。重症の脳梗塞を患った夫を看病する妻（大学教授）と、脳腫瘍を患った妻を看病する夫（弁護士）は、同じ病棟の中で偶然、知り合うことになったのです。やがて、それぞれの配偶者は亡くなられました。

数年後、その弁護士の男性と大学教授の女性は、お互いの配偶者の死を慰め合いながら静かに愛を育み、子供たちの祝福を受けて再婚しました。二人の思いは、新聞記事を通して公表されました。

「配偶者を失った者は、その人への思い出だけを胸に、残りの人生を生きなければならないのか」

「配偶者を失った者が新しい恋、新しい異性を求めることは禁じられた愛なのか」

「私たちは、それぞれの配偶者の思い出を大切にしながら、新たな伴侶を愛し二人で生きていきたい」

二人の出会いの場は、私が勤める病院でした。初老期の二人の愛を新聞で読み、感銘を受けました。新たに出会った異性から新鮮なインパクトを受ける――それは、人の精神を再興させるきっかけになると素直に感じられました。

愛や恋とは違いますが、異性の登場が大いなるインパクトを与えてくれた、冗談のようなほんとうの体験談をご紹介します。医師数七、八人の小さな病院で働いていた頃のできごとです。

その病院に、大学病院から若い女性医師が研修医として赴任してくることになりました。当時の病院の医局は必ずしも清潔ではなく、男性医師の下着や靴下が放置してあったり、夏には弁当の残りがゴミ箱の中で腐臭を放っていることもありました。

医局会議で現状を反省し、若い女性医師が幻滅することのないよう、清潔な医局をつくることを決めました。ソファーや座布団、カーテンなどを新調し、更衣室を置き、下着を放置することのないよう厳しく取り決めました。やって来た女性医師は、私たちの病院に幻滅することなく勤務し、一年間の研修を無事に終えて大学に戻っていきました。

たわいのない話、と思われるかもしれません。実際そのとおりなのですが、長寿高齢化が進み、長い老齢期を過ごす現代の日本人にとって、参考になるエピソードでもあると考えています。

異性に憧れる、異性に不快感を与えたくない、できれば好かれたいという気持ちをもつ、そして、そのために努力をする——高齢期になっても、このような気持ちをもって生きていくことができたら、素敵なことではないでしょうか。

豊かな心と前向きな気持ち、新たな緊張感と躍動感が生まれることで、認知症の危険因子は遠ざかっていくに違いありません。

●高齢期の愛④——大山のぶ代さん夫婦の場合

アニメ「ドラえもん」の声優を長く務めた大山のぶ代さんのことは、みなさんご存じでしょう。

高齢期になって脳梗塞と認知症を発病され、看病に努める夫の砂《さ》川《がわ》啓介さんが二〇一五年、介護日記を出版されました。砂川さんは認知症介護に関する講演活動などもされており、高齢期の愛のかたちの一つとしても注目を集めています。砂川さんの著書には、これまでの夫婦関係や認知症への戸惑い、介護の仕方の習得、自身の闘病と妻の介護の両立など、貴重な体験が綴られています。

ご夫婦の間には二人の子供ができましたが、一人は死産、もう一人もわずか三ヵ月で亡くなっています。以後、妊娠恐怖症になったお二人は別室で暮らすようになり、四〇年間が経過しました。夫は浮気をし、妻はそれを放置したそうです。

夫婦間の交流が回復したのは、のぶ代さんが脳梗塞を発症し、やがて認知症になった頃からです。砂川さんは当初、妻の病気を世間に知られないよう、ひた隠しにしながら看病しました。のぶ代さんが排泄を失敗すると怒り、同じことを繰り返し聞いてくると「さっき言っただろ」などと乱暴に対応していたということです。

状況が劇的に変わったのは、のぶ代さんが認知症であることを世間に公表してからでした。公表にいたったきっかけは、友人である毒蝮《どくまむし》三太夫さんがラジオ番組に砂川さんを呼び、介護生活を語らせたことでした。のぶ代さんが認知症の診断を受けてから公表するまで、三年の月日が流れていました。

のぶ代さんが認知症を患っており、自身が介護している事実を公にしてからは、周囲の支援を得やすくなり、気持ちにも余裕が出て、介護の基本は人間的接触であると考えるようになったそうです。失敗や悪い点をあげつらうのではなく、良い点をみつけ、褒めるようになりました。

僕は意識して彼女の容姿を褒めるようにしている。

「ペコ（引用者註：のぶ代さんの愛称）って、きれいな肌してるよな」

「そうかしら？」

「うん、ペコは年のわりにシワだってないし、白くてツヤツヤしてるよ」

「そうよね。あたし、シワないわよね」

僕がこう褒めると、まんざらでもない様子で頬を撫でるカミさんが一瞬、〝女の顔〟になるのが分かる。

（『娘になった妻、のぶ代へ——大山のぶ代「認知症」介護日記』より）

砂川さんは講演などで「褒めることは認知症予防にも役立つ」「優しくしてあげること。それと、よくタッチしてあげることは絶対に必要です。僕は認知症の事実を公表するまで、そこに気づきませんでした」と述べています。砂川さんの介護には、夫婦関係の基本である優しさがあふれています。優しくなれたのが、妻の介護をしていることを公表してからだという点も大切です。大いに見習いたいですね。

●夫婦関係と認知症

核家族化時代の今、人が認知症になり始めるときの家族構成は、夫婦二人暮らしであることが多いと思われます。夫または妻が認知症に陥り始めたとき、配偶者の態度や対応の仕方が決定的に重要です。まずはAさんの例を紹介しましょう。

Aさんは七〇代後半の女性で、昔から夫の暴言に苦しんでいました。彼女の認知症はごく軽度でしたが、もの忘れのために夫からさらに攻撃を受けることになりました。

暴言は「このアホッ」「マヌケッ」などにとどまらず、聞くに堪《た》えない言葉も含まれていたそうです。診察するたびに認知症の病状は進行しており、やがてうつ病も併発しました。数年後、夫の暴言に耐えかねたAさんは、介護施設に入所することになりました。

認知症が始まりかけた人に対する暴言や押しつけ、問い詰めたりミスを責めたりするなどの行為は、たとえ善意の気持ちからのものであっても、認知症を急速に悪化させる要因になってしまいます。家族に認知症の兆候がみられたら、夫婦・家族関係を見つめ直すことが必要です。反面教師としての悪い例を示します。

▼問い詰め：認知症の人は、この病気特有の症状のために同じことを何度も聞いたり、約束事を忘れたりします。「さっきもいったのに……」「なぜできないの？」などの相手を問い詰めるよう

な言動は、認知症の人を緊張状態に追い込み、症状を悪化させます。不必要な問い詰めは絶対にやめましょう。

▼押しつけ、強要：嫌がる人に脳トレを強要する、「アレしなさい、コレしなさい」など一方的に物事を要求する――こうした態度をとる配偶者をときどき見かけます。やりたくないことを無理強いされるのは、誰にとっても苦痛です。やりたくないことを強要するのではなく、やりたいことを探し出し、自発的に取り組むのを待ちましょう。本人が安らぎを感じられる家庭環境をつくることが大切です。

安心感、優しさや穏やかさで夫婦関係を包み込めたら、すばらしいことです。そのような境遇であれば、認知症の進行も穏やかになっていくに違いありません。

4-2　「高齢期の性」について知っておくべきこと

●高齢期の性①――性欲は死ぬまでつづく

Q22

年を重ねるとともに、人間の生殖機能は失われていきます。では、性欲についてはどうでしょうか？　高齢者の性について、正しいものを一つ選んでください。

①生殖機能が失われる頃に一致して、性的欲求も消えていく

②生殖機能が失われても、性的欲求は長期間持続する

③定年退職後には、性的欲求が高まることはない

男性も女性も、年齢を重ねる中で生殖機能を失っていきます。生殖機能とは、子供をつくる機能のことです。男性の場合には精子の産生と射精にいたるまでの能力、女性の場合には排卵・受精・着床・妊娠出産にいたるまでの一連の能力を指します。加齢に伴って性ホルモンの分泌が衰退するとともに、生殖機能は失われていきます。

しかし、生殖機能が失われても性的欲求は持続し、高齢者にも若者同様に性欲があります。日本性科学会が行った「中高年セクシュアリティ調査」(二〇一二年)をみても、男性では「(性的)欲求がほとんどなくなった」と回答した六〇代は一六パーセント、七〇代では二六パーセントです。同学会の別の調査(一九九〇年)では、八〇代の男性の五〇パーセントに性的欲求が認められています。多くの高齢男性に性的欲求が持続していることがわかります。

性的欲求や性行動を起こすには、性ホルモンと神経伝達物質などが必要です。神経伝達物質は老いてもあまり衰えず、活動をつづけます。間脳などの性行動に関連する脳領域(かつて「性中枢」とよばれた部位)が健在で、神経伝達物質と少量の性ホルモンが存在するかぎり、性的欲求は維持されます。

人間はおそらく、死ぬまで性欲をもちつづける生きものです。性行動や性欲をコントロールす

るホルモン・神経伝達物質は、男女ともに一〇種類ほどが明らかになっています。性欲に対して促進的にはたらくのは性ホルモン、ドパミン、サブスタンスPなどで、抑制的にはたらくのがセロトニンやオピオイド、プロラクチンなどです。これらのホルモンや神経伝達物質が、老後における人の性欲に影響を与えつづけています。

男性の場合、定年退職などで仕事上のストレスがなくなったり、家でゴロゴロして運動不足になったりすると、性欲が高まることがあります。この現象にも、神経伝達物質やホルモンの作用が関係していると考えられます。運動不足になるとセロトニンが不足するので、性欲の抑制が起きにくくなり、結果として性欲を高めている可能性もあります。

Q22の正解は②です。

●高齢期の性②——高まる性欲をどうコントロールするか

ある日、大手出版社の週刊誌編集部から電話がかかってきました。読者からの質問にどう答えるべきか、取材させてほしいという趣旨でした。

読者からの相談は、「定年退職後に夫の性欲が異常に高まって困っている」という女性からのものでした。「夫は二四時間、ずっとセックスのことを考えているようだ。このままでは何か間違いでも起こすのではないか」と心配しているのです。

定年退職後、すなわち、六〇代の半ば以降に男性の性的欲求が高まる理由としては、以下のことが考えられます。

①仕事を失い、生きがいを失った男性は、抑うつ状態になることがあります。このとき、脳内ではセロトニンやノルアドレナリンが減少します。両者は性欲を抑制するはたらきをもっており、それが減少することで、性欲が高まると考えられます。

②次項で紹介するように、人間の脳には「我慢する脳」機構があります（131ページ図4－1参照）。主に前頭葉によるはたらきですが、それが低下すると、性欲の抑制が失われる危険性があります（『社会脳からみた認知症』119～126ページ参照）。アルコールの多飲や認知症などが原因となって、我慢する脳のはたらきは低下していきます。

③退職後の大きな生活の変化として、家でゴロゴロするなど運動不足になりがちです。前述したように、運動不足の体ではセロトニンが低下します。セロトニンが不足している人では、性欲が高まる可能性があります。

性欲を上手にコントロールするには、まずは運動不足の解消が大切です。一週間に四日程度、屋外に出て運動しましょう。音楽や芸術作品の鑑賞、観劇やスポーツ観戦などで感動することも重要です。感動体験を得ることで脳内のドパミンを消費すると、性的欲求は低下します。抑うつ症状をもっている人やアルコール依存傾向のある人は、精神科やメンタルクリニックなどで診察を受けてください。

どうしても性的欲求が高まり、自己抑制できない場合には、男性なら泌尿器科や精神科（メンタルクリニックなど）で、女性の場合には婦人科や同じく精神科で診てもらいましょう。

●「キレる」老人――「我慢する脳」が破綻するとき

かつて「キレる」といえば若者特有のイメージがありましたが、最近は「キレる老人」が社会問題になりつつあります。

最も波紋を投げかけたのは、タバコのポイ捨てを子供から注意された老人がキレて、注意した子供に暴力をふるった事件でしょう。「子供の声がうるさい」「子供が騒いでうるさい」といった理由からの、老人による暴力事件も後を絶ちません。被害妄想や幻聴、錯覚や誤解などが背景にあるのではないかと推測される事件も、多く報道されています。

気に入らないことがあるとカッとなって怒り出すのは、多くの世代に共通する問題でしょう。しかし、高齢者に対して誰もが無意識のうちに期待するのは、「年齢を重ねてきた大人なのだから、経験や知恵が豊富で忍耐力もあるだろう。自らキレるのではなく、争いごとを抑えて解決する役割を果たしてほしい」というものです。そのような期待は、もはや幻想にすぎないのでしょうか？

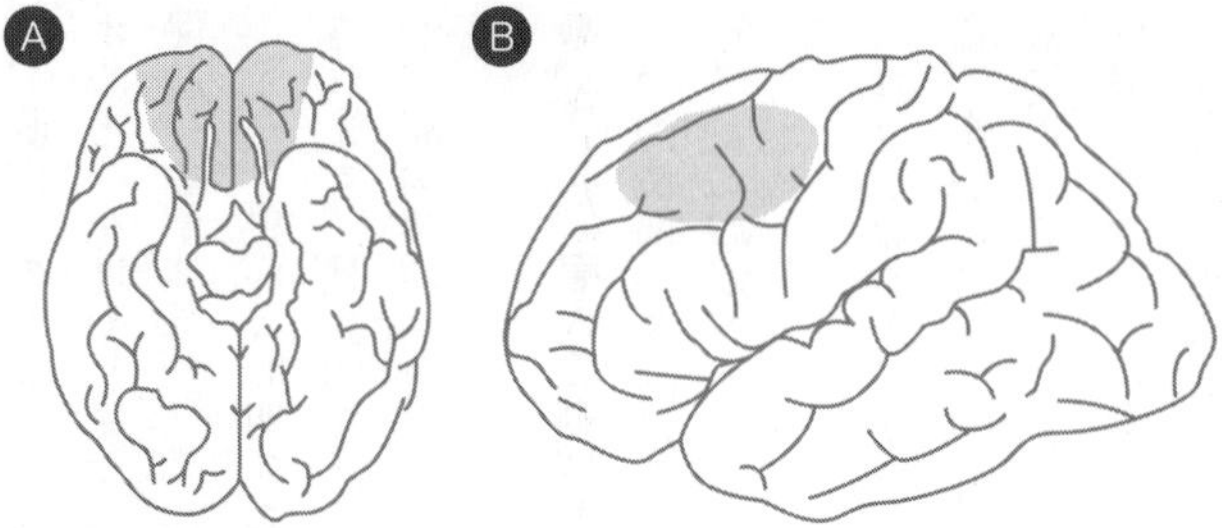

図4-1 我慢する脳

A：大脳を下からみた図。アミかけ部分が「前頭葉基底部（腹内側前頭前野）」。B：左脳の外側面。アミかけ部分が「背外側前頭前野」。

「キレる」という現象の背景として、「我慢する力」「冷静さを保つ力」の衰退を感じます。我慢する力は、前頭葉のはたらきに秘められています。難しい言葉で恐縮ですが、具体的な部位でいえば「前頭葉基底部」や「背外側前頭前野」などが該当します（図４－１）。

前頭葉基底部は理性的な抑制を、背外側前頭前野は自制心を保持する脳領域と考えられています。こうした領域の脳が衰えてくると、人はキレ始めます。我慢できず、カッとなって激怒します。少し時間を置くと冷静さを取り戻す人も多数いますが、そのまま怒りが暴発してしまう人もいます。

冷静さをもたらす脳内のホルモンや神経伝達物質のはたらきも重要です。セロトニンやオキシトシン、ＧＡＢＡ（ギャバ）などの分泌が衰退すると、キレやすくなります。

感情的な怒りを抑制し、冷静さを保つことは、高齢期を落ち着いて過ごすためにきわめて重要です。適度な運動は、脳内でのセロトニンの活性を高めます。笑いや感動は、幸せや喜びの感情を呼び起こす脳内ホルモンを増やします。園芸や料理、工芸、絵画、音楽などのアクティビティは、脳の活性化を促進します。

また、狭い人間関係の中で閉鎖的な生き方をしていると、感情的に怒りやすくなる傾向が助長されます。社会的な活動に参加し、広い視野と人間関係を保つよう努めましょう。こうした試みが、高齢期の「豊かな心」を育んでくれます。

●「キレた」老人の脳はどうなっているのか？

公的機関の要請によって、「キレた」老人を実際に診察したことがあります。九〇歳近い男性で、すぐにカッとなって「キレる」傾向にあり、家族に対して常習的に暴力をふるっていました。

カッとなるきっかけとして、被害妄想のような錯覚がありました。「貯金の使い方を任せているのをいいことに、好き放題に浪費している」などの被害妄想です。診察室では礼儀正しく、「激昂してキレてしまった」と暴力行為を反省していました。妄想的な錯覚についても、「自分の勘違いだった」と素直に認めます。診察行為にもおとなしく従ってくれました。

改訂長谷川式簡易知能評価スケール、ミニメンタルステート検査ともに、正常範囲内にありま

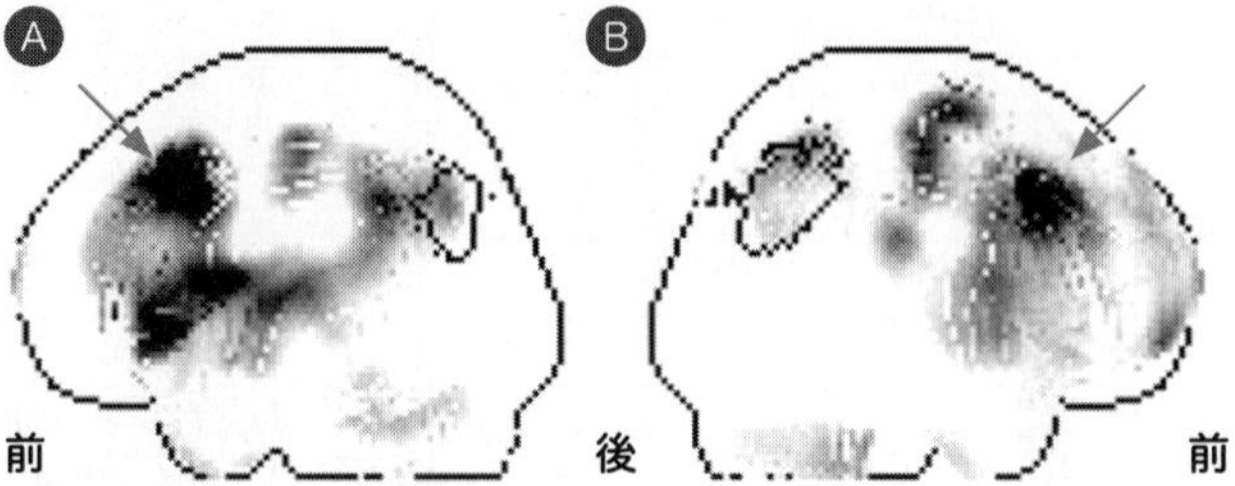

図4-2 「キレた」老人の脳SPECT画像

A：左脳の外側面。B：右脳の外側面。黒い陰影の現れている箇所がはたらきの低下している部位。両方の背外側前頭前野（→）のはたらきが低下していることがわかる。

した。この二つのテストは、「今いる場所はどこかを訊《たず》ねる」「三つの言葉を覚えたうえで数分後に思い出してもらう」など、状況認識や記憶力を調べるテストです。いずれも三〇点満点で、改訂長谷川式簡易知能評価スケールでは二〇点以下を、ミニメンタルステート検査では二一点以下を「認知症の疑い」と判断します。

　脳血流ＳＰＥＣＴ検査（脳血流を測定し、画像化する検査。脳の各部位のはたらきがわかる）を行うと、左右両方の前頭葉のはたらきが低下しており、特に背外側前頭前野の低下が目立ちました（図４－２）。自制心を失いやすいこの人の心理的傾向を裏づける結果と思われます。

　また、この人の示す症状の特徴は、最近注目を集めている「高齢者のパーソナリティ障害」（宮崎大学・三山吉夫名誉教授）によく一致していると見受けられました。

　高齢者のパーソナリティ障害は、加齢とともに、被害・損害を受けているという錯覚や妄想をもちやすくなり、すぐに興奮して攻撃的言動に走ることを特徴としています。簡易知能検査などでは、知能や記憶について正常値を示すことが多く、人格の偏りが目立ちます。協調性や自制心が低下する一方、猜疑心や嫉妬心は高まっています。周囲の人の言動に過敏に反応し、それらが自分に対する攻撃であると歪曲・妄想して反撃する傾向にあります。

この障害を正しく診断するためには、本人の被害・損害を受けているという感覚が、妄想または錯覚であることを見抜かなくてはなりません。「キレる老人」の中には、「我慢する脳」が侵されてしまった人に加え、「高齢者のパーソナリティ障害」に該当する人が相当数含まれているのではないかと感じています。

注意が必要なのは、その人たちの一部が、やがて認知症へと移行していく可能性があることです。私が診た男性も、半年間ほど経過観察していくと徐々にもの忘れが認められるようになり、周囲を無視する傾向が現れてきました。高齢な人ではありますが、前頭側頭型認知症へと移行するのではないかと心配しながら診察しています。

4-3 現役世代から「認知症を遠ざける」準備をしよう

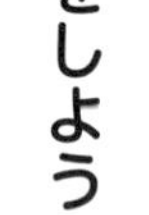

——愛する人がいる

――実現したい夢がある
――達成したい目標がある

青年時代に抱いていたような夢と希望を、中高年になっても再度もちたいものです。夢や希望に裏打ちされた前向きな精神をいつまでももちつづけることができたら、認知症は限りなく遠ざかっていくのではないでしょうか。

愛するものを失ったとき、人は大きな悲しみに陥ります。夢を目指して努力しても、挫折することはあります。それらは、生きているかぎり必ず体験することです。

重要なのは、そのような体験を〝失敗〟ととらえてしまわないことです。家族や仲間、友人などの助けを借り、新たな夢と希望を見出すことで、生きがいと豊かな心が回復し、認知症を遠ざける防波堤になってくれます。反対に、孤独と孤立には、認知症が忍び寄ってきます。

多くの研究によって、高齢者の社会参加、余暇活動や精神活動が認知症、特にアルツハイマー型認知症の予防に効果があることが強調されています。効果的なのは、先にも挙げた旅行や園芸、観劇、コンサート、レストランでの食事、家族との交流、編み物やボードゲームなどです。ボードゲームには、テーブル上で行う多くのゲームが含まれ、囲碁や将棋、チェス、麻雀やトランプなどが該当します。落語や漫才、お笑い芸などをみて笑うことも、脳に良い刺激と興奮を与えます。

●認知症から遠ざかる習慣づくりを

働き盛りの現役世代から始められることはたくさんあります。若い頃に抱いていたような夢を取り戻し、生涯にわたって付き合っていける仲間を求めて、豊かな人間関係を築いていきましょう。現役時代には、どうしても人付き合いの中心は仕事になりがちです。しかし、たとえ仕事には直接役立たないものであっても、古い友人と会ったり新たな知己を得たりするために、惜しまずに時間を使いたいものです。

実は、高齢期に入ってからの豊かな生活の探求も、それと大きくは変わりません。キーワードは、「夢」「目標」「愛」「親友」……などです。たとえば、二〇年ぶりに訪ねた友人と旧交を温めながら語り合えたとき、確実に人生は一歩、広がっています。新しい友人をつくり、交流を始めればなおさらです。

また、若い頃から追求してきた趣味や特技をゆっくりと深め直していきましょう。仕事で重責を担う四〇～五〇代は、趣味に費やす時間をなかなか確保できず、遠ざかりがちです。それでも、折に触れて自分の好きなものごとに立ち返り、趣味を同じくする友人たちと語り合うのは楽しいものです。せわしない日々に潤いを与えてくれるそれらの活動はそのまま、「認知症を遠ざける」準備につながります。

仕事が一段落つく時期が来たら、写真や絵画などの創作物を市民コンクールに応募したり、バザーに出品したりしてみてはいかがでしょうか。インターネットを通じて、手軽に作品を社会に発信することもできます。新たな人たちとの出会いの契機になるはずです。

無趣味で困っているという人は、自治体などが主催する「市民大学」や「カルチャー講座」などに参加することで、新しいつながりを求めることもできます。

もう一度いいます。孤独と孤立には、認知症が忍び寄ってきます。

豊かな心と前向きな気持ちを保ちつづけることで、加齢とともにひたひたと忍び寄る認知症を遠ざけましょう。

第5章

「早期発見・早期対応」の徹底で重症化を防ぐ

prevention of dementia

認知症という病気は、ゆっくりゆっくり進行します。そのため、病気の始まりをとらえにくいという難点がありますが、初期に診断ができれば、すなわち「早期診断」ができれば、「重症化の予防」が可能となります。第2章、第3章で述べた内容に加え、薬物療法も行われます。

認知症は、図5－1に示すような各段階で、予防または予防的治療の対象となります。本章では、五〇～七〇代にわたって認知症の始まりかけた人を念頭に、予防的治療法の解説を行います。「進行を先延ばしする」認知症の予防策にとって、重症化を防ぐことは要の一つです。

5-1 早期受診のタイミングを逃さないために

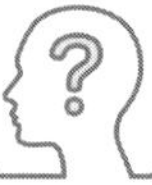

●いつ受診すればいいのか――「病的なもの忘れ」を疑ったとき

認知症を心配している人は多くいらっしゃいますが、「どんな症状が出たときに病院を受診すべきか」は、意外に知られていません。友人から、離れて暮らす七五歳の母親について質問されたケースを参考に考えてみましょう。お母様の症状は、次のようなものでした。

「つくり慣れている料理の手順を間違えたり、電子レンジの操作にまごついたりします。もの忘れもあって、よく父とケンカになります。体調は良く、一般的な健康状態も良好で、元気に過ごしています」

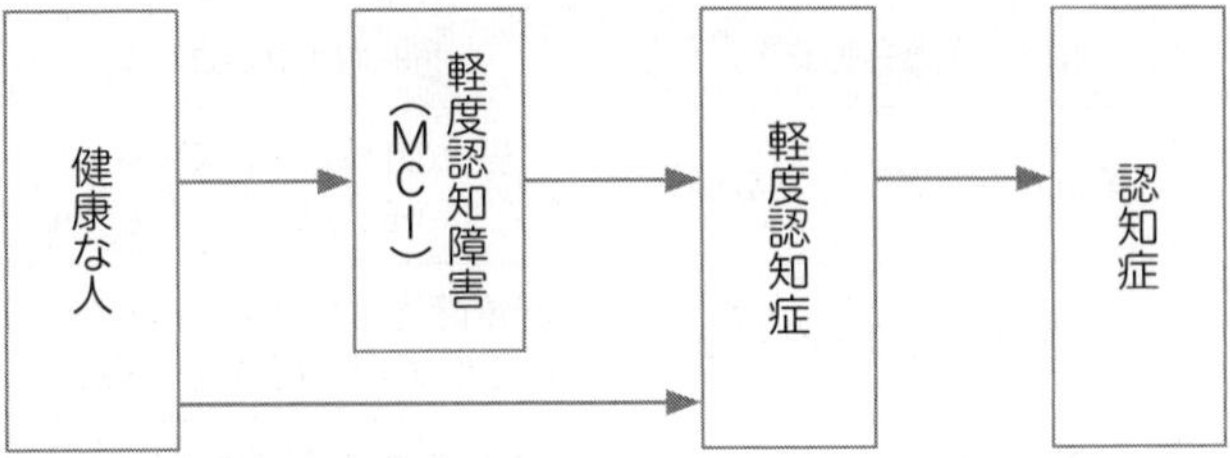

図5-1 認知症予防の各段階

この話から判断すると、お母様のもの忘れは「認知症の症状」を示していると思われます。

どこでそう判断できるのでしょうか？　実はもの忘れには、認知症につながる「病的なもの忘れ」と「加齢によるもの忘れ」の二種類があり、特徴が異なります（表5－2）。

加齢によるもの忘れは、知っているはずの人や物の名前、固有名詞などを思い出せないのが特徴です。このタイプのもの忘れには、さほど心配はいりません。

一方、病的なもの忘れは、「新しいことを覚えられない」というかたちから始まります。日々の出来事や体験の記憶があいまいだったり、体験したことをすっぽりと忘れたりするのが典型的な症状です。「同じものを何回も買ってくる」「同じことを何回も訊く」「いつも捜し物をしている」「食事はすませたのに『飯はまだか？』などという」などの言動も、病的なもの忘れを疑うきっかけになります。

さらに、病的なもの忘れでは、記憶障害に加えて「実行機能障

加齢によるもの忘れ	病的なもの忘れ
名前などを「思い出せない」	日々の体験や出来事を「覚えていられない」ことが多い
記憶障害のみがみられる	記憶障害に加えて、判断の障害や実行機能障害がある
もの忘れを自覚している	もの忘れの自覚に乏しい
体験の一部分を忘れる	体験の全体を忘れる

表5-2 「加齢によるもの忘れ」と「病的なもの忘れ」の違い

病的なもの忘れは、認知症の初期症状である。

害」などが伴います。相談にある料理の手順や電子レンジの操作の間違い、戸惑いが実行機能障害です。物事を進める手順を忘れ、混乱している状態です。

日付や居場所がわからなくなる、家事や趣味をしなくなる、衣服に注意を払わなくなる、などの症状も、早期発見の手がかりになります。生活が消極的で引きこもりがちになったときには、要注意です。

友人の母親は病的なもの忘れ状態にあり、認知症が疑われます。このような症状が認められたときは、すぐに受診すべきです。神経内科や精神科、脳神経外科、総合診療科、「もの忘れ外来」のある病院などを受診しましょう。かかりつけの医師がいる場合には相談し、受診先を紹介してもらってください。「地域包括支援センター」（各市町村に必ずある公的機関）や「認知症コールセンター」（ほとんどの都道府県にあり、電話で認知症に関する相談ができる）でも相談を受けてくれます。

認知症を心配して医療機関を受診するときには、ちょっとした注意点があります。必ず、同居する家族など、日頃のようすを知っている人が同伴するようにしましょう。本人だけだと、ふだんの生活が乱れていても、医師や看護師には「元気です。薬はきちんと飲んでます。三度の食事も、自分で用意して食べています」などと主張する人が多いためです。日常生活のようすを把握できないと、誤診につながるおそれがあります。

また、同行した家族らは、医師に対して症状を具体的に説明することが大切です。「もの忘れがある」という抽象的な言い方ではなく、「財布をどこかにしまい忘れて大騒ぎする」「同じ物、たとえば食パンを何度も買ってくる」「味噌汁に味噌を入れ忘れる」「魚を焼くと黒焦げにしてしまう」などのように、具体的に詳細を伝えましょう。

医師は、患者のもの忘れや判断力、理解力などの低下のために、「一人で生活するのが困難」と判断した場合に認知症と診断し、治療へ進みます。

●軽度認知障害（MCI）とは？

もの忘れを自覚するようになり、気になって病院で診断を受けると、「軽度認知障害」（MCI：Mild Cognitive Impairment）といわれることが少なくありません。軽度認知障害とは、いったいどのようなものなのでしょうか？

軽度認知障害には、「ふつうに生活できているものの、もの忘れ症状があり、周囲の人たちもそれが気になっている人」が該当します。軽度認知障害の人は、将来的に認知症に発展していく可能性があります。新聞などにときどき使われる〝認知症の予備軍〟という言葉も、この軽度認知障害とほぼ同義です。

正確には、以下のような四つの状態を示す人を軽度認知障害とよんでいます。

①もの忘れがあり、本人も自覚している
②周囲の人から「もの忘れがひどい」などの指摘がある
③記憶検査（もの忘れテスト）などで記憶障害が認められる
④記憶以外の脳機能（判断力や見当識、会話能力など）は正常で、日常生活は独力でできる。仕事上は多少の支障が出ることがある

すなわち、軽度認知障害とは、もの忘れとそれに伴う若干の問題をもつ人のことで、もの忘れ（記憶の障害）以外の症状はありません。軽度認知障害と診断された人のうち、約五〇パーセントが五年以内に認知症へと進行します。軽度認知障害は病気ではありませんが、病気の早期症状かもしれない、と考えられています。

「認知症の早期発見」とは、軽度認知障害のうちに将来、認知症になりそうな人を見つけることです。該当する症状を自覚したら、すぐに医療機関を受診し、医師の判断を仰ぎましょう。後で

紹介する「治る認知症」が潜んでいるかもしれません（153〜158ページ参照）。

●認知症への進行を遅らせるには

軽度認知障害を示す認知症以外の病気としては、うつ病や慢性過労、アルコールの長期多飲状態、甲状腺機能低下症などがあります（表5－3）。長時間労働の継続などで慢性的な睡眠不足状態や過労状態にある人は、軽度認知障害に近い症状を示すことがあります。お酒を長期間にわたって多量に飲んでいる人にも、同じことが起きえます。

各タイプの認知症
抑うつ状態・うつ病
甲状腺機能低下症
アルコール飲料の長期多飲
慢性的な睡眠不足
過労状態
その他

表5-3　軽度認知障害を起こす要因

軽度認知障害は、認知症の危険性を警告するだけでなく、さまざまな健康問題を発見する糸口になりえるのです。

将来的に認知症へ移行しそうな軽度認知障害の人でも、適切な予防法を実施することで相当程度、それを阻止できると考えられています。第2章、第3章で紹介した予防法を、ぜひ試してみてください。

なお、軽度認知障害を経ることなく、いきなり認知症になることもあります。アルツハイマー型認知症では、軽度認知障害の段階を経て認知症へ発展していくことが多いのですが、血管性認知症やレビー小体型認知症などでは軽度認知障害を経ないケースも少なくありません。この点も、ぜひ知っておいていただきたいポイントです。

5-2 認知症のタイプ別の早期症状

脳の神経細胞のはたらきが徐々に衰えていく認知症（脳変性疾患による認知症）には、三つのタイプがあります。それぞれの詳しい説明は第6章に譲りますが、ここでは、各タイプ別の認知症における早期症状について解説します。

第6章6-1節とあわせてお読みいただければ、より理解が深まります。

●何回も同じことを訊く——アルツハイマー型認知症の早期症状

Q23

アルツハイマー型認知症の早期症状として正しいのは、次の三つのうちどれでしょうか？

①新しいことを学習しても、すぐにそれを忘れてしまう

②薬の管理ができなくなり、飲み方がでたらめになる

③近所を散歩中に、自宅に帰れなくなる

アルツハイマー型認知症における代表的な早期症状は、「新しく体験したこと、学んだことをきちんと記憶しておけない」という記憶障害です。見たり読んだりしたことを覚えていられず、予定や約束、日程なども忘れがちになって周囲に何度も確認します。言付けも不確かになります。

たとえば、遊びに来た孫に対し、何度も何度も「何年生になった?」などと訊くことがあります。旅行やスポーツ観戦など、本人にとって強い印象を残した体験は覚えていても、そうでない体験やふだん見聞した内容などはすぐに忘れてしまいます。

また、「学習や記憶の障害」は少しずつ、着実に悪化するため、家庭や職場などの身近な人たちからみると、徐々に記憶力が低下していることが実感できるとされています。お金の計算も不確かになり、お釣りを間違えるなどします。電気代や電話代などを支払ったかどうかも、忘れてしまいます。

六五歳未満の若年性アルツハイマー型認知症では、細かい手作業が不得手になり、ファックスや携帯電話などの操作を間違えるようになります。

このタイプの認知症の初期に現れる特徴的な症状としては、「もの盗られ妄想」もあります。「(嫁に)お金を盗まれた」「うちの嫁は私にご飯を食べさせてくれない」など、被害妄想的な言

動として現れます。

薬の自己管理ができなくなる、薬を飲み忘れてたくさん余っているのにまたもらってくる、散歩中に道に迷ってしまう、買い物や炊事ができなくなっているのにそれを認めない、などの症状は、病気がかなり進んだ段階で現れてくるものです。

病院では、医師や看護師に対し、「買い物は自分でしています。ごはんも自分でつくってます」などと、平然とウソを語ります。

Q23の正解は①です。

●窓からキツネが！——レビー小体型認知症の早期症状

Q24

レビー小体型認知症の早期症状として不適切なもの（間違っているもの）は、次のうちどれでしょう？

①性格が荒々しくなる
②実際にはそこにいない人や動物が繰り返し見える
③睡眠中に大声を出したり、手足を激しくばたつかせたりする

レビー小体型認知症では、発症前に生じる二つの症状が注目されています。

一つは、夜寝ている間に大声を出したり、動き回ったりする「レム睡眠行動障害」とよばれる

症状で、本人に自覚がないのが特徴です（詳細は次項を参照）。

二つめは、起立性低血圧や頑固な便秘など「自律神経障害」といわれるものです。立ちくらみや失神でいきなり倒れてしまうことも多く、注意が必要です。

レビー小体型認知症の代表的な症状は「幻視」で、実際にはそこに存在しない人や動物が生々しく見えます。「窓からキツネが入ってきて、私の布団の中に潜っている」といったように、具体的な動きを伴う幻視がよく現れます。

気分が変動しやすいのも特徴で、一日のうちで雰囲気がガラリと変わります。午前中は元気でハキハキと話をしていたのに、午後にはぼんやりと椅子に座ったまま動こうとしない、夜になると軽く興奮気味に行動する、といった具合です。

性格が荒々しくなるなどの症状はレビー小体型認知症では稀で、もの忘れ症状も目立たないことがあります。

レビー小体型認知症の早期診断は従来、きわめて難しいとされてきました。最近になって、「DATスキャン脳SPECT」という画像診断検査が登場し、このタイプの認知症の早期診断が可能となってきたのは喜ばしいことです。

図5－4に、DATスキャン脳SPECTによる断層映像を示します。Aは正常な人、Bがレビー小体型認知症の人です。

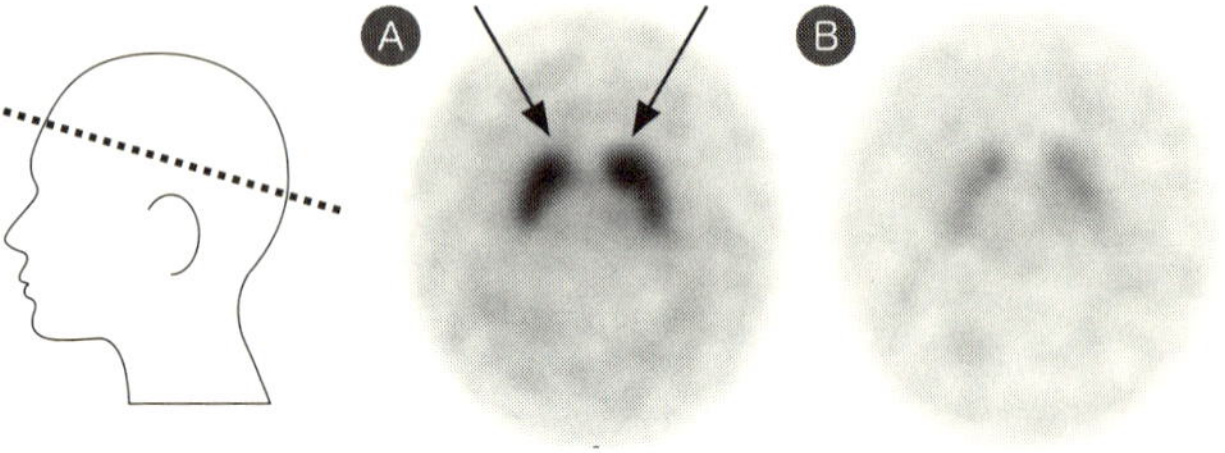

図5-4 **DATスキャン脳SPECT画像**

A：正常像（75歳、女性）。検査用の薬剤（DATスキャン）が線条体（中央の黒い部分、→）にきれいに集積している。
B：レビー小体型認知症（72歳、女性）の画像。線条体への集積率が低下し、Aに比べて黒さの濃度が薄まっている。

検査で注射した薬剤（DATスキャン）は、脳の「線条体」という部位に集積します。Aの中央付近で、黒っぽく映っている部分が線条体に集積したDATスキャンを示しています。Bの人では黒い陰影が小さく、薄いことが見てとれます。黒い陰影が濃く映っている脳ではドパミンが正常に利用されており、陰影が薄くなるとドパミンが減少していることを示します。陰影の「濃い／薄い」は、レビー小体型認知症やパーキンソン病の重症度を反映しています。

Q24の正解（不適切なもの）は、①です。

●睡眠中に怒鳴って、手足をバタバタさせる
――認知症の前触れ？

寝ている間に大声を出したり、手足をバタバタさせたり、起き上がって動き回ったりする、といった奇怪な行動をとる人がいます。「レム睡眠行動障害」（RBD：

REM sleep behavior disorder）とよばれ、レビー小体型認知症の〝前触れ症状〟の一つとして注目されています。

このような異常行動は、「レム睡眠」といわれる睡眠中に起きています。レム睡眠時の人は、眠ってはいるのですが大脳が覚醒しており、眼球を活発に動かしています。夢を見るのは、このレム睡眠の最中であると考えられています。手足の骨格筋は緩んでいて、夢で見る内容に対して身体反応が起こることはありません。私たちの睡眠中には、およそ九〇分間の周期で、誰でもレム睡眠が生じています。

ところが、人によっては何らかの理由によって骨格筋の緩みがなくなり、夢に引きずられて起き上がる、蹴飛ばす、たたく、寝言をいう、怒鳴る、などの異常行動が起こることがあります。夢の内容を覚えていて、朝起きると足をケガしていたり、テレビなどが壊れていたりします。

何とも不安な症状ですが、一度そうしたことがあったからといって、過度に気にする必要はありません。数週間にわたって繰り返した場合に、注意するようにしてください。

レム睡眠行動障害を起こした人の三～四割に、将来的にパーキンソン病やレビー小体型認知症を発症する可能性があるといわれています。ただし、レム睡眠行動障害がなぜ起こるのか、詳しい原因はまだわかっていません。頭部打撲や多量の飲酒、抗うつ薬の副作用なども、原因として指摘されています。

いずれにしても、気になる症状が出た場合には、早めに神経内科などを受診しましょう。

●周囲を無視してマイペース——前頭側頭型認知症の早期症状

Q25

前頭側頭型認知症に特徴的な早期症状はどれでしょう？　次の中から選んでください（複数回答可）。

①社会の習慣やルールを無視する言動がある
②記憶の障害
③周囲の人に対する関心や共感、同情の気持ちが薄れる

別名「ピック病」ともよばれる前頭側頭型認知症では、記憶の障害に先立って、人柄や行動に変化が現れます。順番待ちの列に割り込む、他人の家に咲いている花を勝手に摘むなど、常識やルールを逸脱した行動です。

また、話しかけられても無視したり、家族の相談事に生返事だったり、外界を遮断して自分の世界に浸っているような言動をとります。まわりの人を無視してマイペースに行動するようすから、「わが道を行く認知症」などといわれることもあります。

病気の初期には認知症らしい症状に乏しく、うつ病や更年期障害などと診断されることも少なくありません。早期診断が難しい病気の一つです。中高年になって他人や社会のルールを無視す

る傾向が現れたら、前頭側頭型認知症を念頭に置いて経過を観察する必要があります。

症状が進行すると、お菓子を食べつづけるなど同じことを繰り返す「常同行動」や、毎日決まった時刻に同じような行動をとる「時刻表的行動」が出ることがあります。同じ言葉を何回も発するなど、同じパターンの言動を繰り返し、それを妨害されると不機嫌になります。

前頭側頭型認知症の人は、自分本位の生活パターンになってしまうため、集団生活を苦手とします。介護にあたる人は、その人の行動パターンを尊重した対応をすることが重要になります。

Q25の正解は、①と③です。

5-3 「治る認知症」とは何か

本書でも繰り返し、認知症は現時点では治すことのできない病気であると指摘してきました。だからこそ、その予防策の要点は「発症の先送り」にあるのだ、とも。

語義矛盾のような「治る認知症」とは、いったいどのようなものなのでしょうか?

「治る認知症」は、認知症とそっくりな症状が現れる脳や身体の病気を指した言葉です。的確な診断で見つかれば確実に治りますので、ぜひ知っておいていただきたいと思います。

治る認知症の代表例としては、内科の病気では「甲状腺機能低下症」や「ビタミンB_{12}欠乏症」

が、脳の病気では「特発性正常圧水頭症」が挙げられます。以下、順にみていきましょう。

●甲状腺機能低下症

まず、甲状腺機能低下症について説明します。この病気に苦しんだノンフィクション作家の手記が参考になります。

一歩でも家から出ようものなら帰り道さえ分からなくなる。待ち合わせの日時や場所も忘れ、（中略）いま考えていることを次の瞬間には見失う。記憶の箱の底が抜けたような状態というのか（中略）的確な診断と治療を得られてからは、回復はあっけにとられるほど早かった。

（向井承子「国益としての健康」『現代思想』二〇一五年三月号）

描写は的確で、甲状腺機能低下症の症状が見事に浮き彫りにされています。

甲状腺機能低下症は、甲状腺ホルモンの薬を飲むことで、あっという間に改善します。気づくか気づかないか、それが運命の分かれ道です。

もの忘れと同時に、体の強いだるさ、手足のしびれ、貧血などがある場合には内科を受診し、甲状腺ホルモンやビタミンB_{12}の検査（血液検査）を受けましょう。
甲状腺機能低下症は、圧倒的に女性に多いのが特徴です。

●ビタミン不足による認知症

Q26

「ビタミン不足による認知症」は、早期に発見できれば治すことが可能な病気です。次のうち、どのビタミンが不足すると起きるでしょうか？

①ビタミンB_{12}
②ビタミンC
③ビタミンD

治る認知症の一つに、ビタミンB_{12}（VB_{12}）欠乏症があります。広く知っておいていただきたい病気の一つです。

ビタミンB_{12}不足は、胃や小腸を広範囲に切除する手術を経験した人や、極端な偏食の人に生じます。症状は、四肢の感覚障害や貧血に加え、記憶障害、日時や場所がわからなくなる見当識障害のほか、注意力・集中力の低下も起こります。徐々に悪化していくため、通常の認知症として扱われることも少なくありません。

一般的に、野菜はビタミンが豊富な食べ物ですが、意外にもビタミンB_{12}はあまり含まれていま

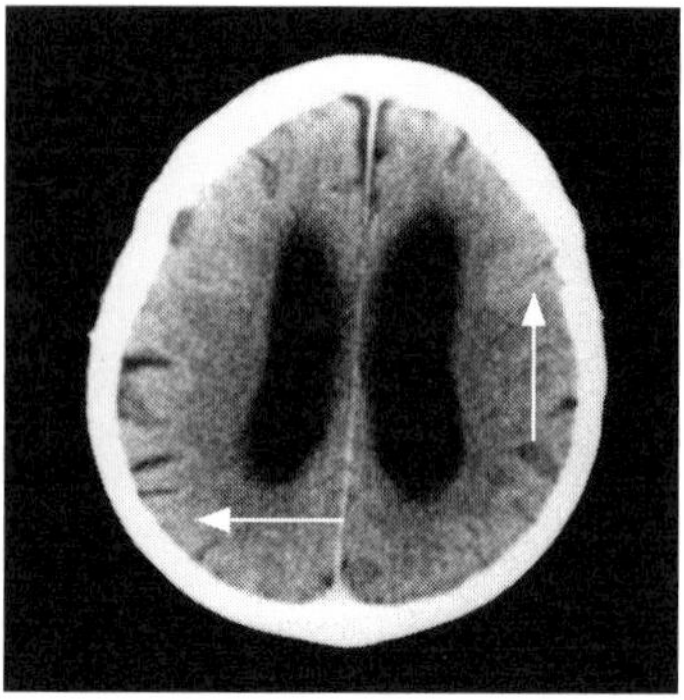

図5-5 特発性正常圧水頭症のCT画像

中央部の脳室（黒い部分）が拡大し、脳溝（ミゾ）も閉じ気味になっている（→）。

せん。食生活が菜食中心の人は、高い頻度でビタミンB_{12}不足になる可能性があり、注意が必要です。ビタミンB_{12}を豊富に含む、卵や乳製品などをしっかり食べましょう。

ビタミンB_{12}欠乏症は、注射や飲み薬でビタミンB_{12}を補充することで改善します。ただし、発見が遅れると治りません。手術歴がある人などは、ビタミンB_{12}を測る血液検査を受けておきましょう。

Q26の正解は①です。

野菜は認知症の予防食として推奨されることがありますが、野菜だけで予防できるわけではありません。48～49ページで紹介したように、認知症の予防食としては、野菜のほかに海藻や魚介類、大豆製品、乳製品などが注目されています。バランスよく食べるようにしましょう。

●特発性正常圧水頭症

もの忘れ	考えるスピードが低下し、反応が鈍くなる。一方で、もの忘れの程度はあまりひどくないことが特徴である
歩く力の低下	足を左右に開き、すり足で歩く。歩行中の体のバランスが悪い
尿失禁	排尿を我慢する力が落ちている。尿意を感じてからトイレに行くまで待てずに排尿してしまう

表5-6 特発性正常圧水頭症を疑うべき早期の3症状とその特徴

Q27

特発性正常圧水頭症について、次のうち正しいものはどれでしょうか？（複数回答可）

①脳脊髄液がたまりすぎる病気である
②アルツハイマー型認知症を併発することがある
③症状はもの忘れだけである

特発性正常圧水頭症は、もの忘れと歩行の障害、尿失禁の三つの症状が出る病気です。比較的かんたんな手術（脳室－腹腔シャント術）で症状が改善することがあるため、「治る認知症」の一つに数えられています。

脳内の「脳室」とよばれる空間は、脳脊髄液（髄液）で満たされていますが、髄液がたまりすぎた状態を「水頭症」といいます。特発性正常圧水頭症は原因不明で、髄液はゆっくりたまり、髄液圧が上昇しないという特徴をもっています。

この病気になると、新しいことを覚える力や思考のスピードが落ち、素早い対応ができなくなります。特発性正常圧水頭症による記憶障害は、あまりひどくならないことが特徴です。

足を左右に広げて床を擦るように歩き、転びやすくなります。トイレに間に合わず、失禁することもあります。症状はゆっくりと悪化していきます。

診断は、コンピュータ断層撮影装置（ＣＴ）または磁気共鳴画像装置（ＭＲＩ）検査で行います。検査を行うと、脳室が広がり、脳の表面の「脳溝」とよばれるしわ状の溝が目立たなくなっていることがわかります（図５－５）。

高齢期になりやすいアルツハイマー型認知症や、パーキンソン症候群などを併発することがあります。これらの病気を併発しているときは、手術をしても良くなりません。

正解は①と②です。

表５－６に示す症状があてはまり、この病気が心配される場合には、早めに脳神経外科を受診してください。

5-4 発見が遅れやすい認知症——若年性認知症をどう防ぐか

●五〇代から認知症に

一八歳以上、六四歳以下で発症した認知症を「若年性認知症」とよびます。五〇代から発症するケースが多く認められます。

厚生労働省研究班の報告（二〇〇九年）によれば、国内の若年性認知症の患者数は推計で三万七八〇〇人です。男女比は約三対二で、男性が多くなっています。

若年性認知症の原因となる病気（基礎疾患）は、

①血管性認知症（三九・八パーセント）
②アルツハイマー型認知症（二五・四パーセント）
③頭部外傷後遺症（七・七パーセント）
④前頭側頭葉変性症（三・七パーセント）
⑤アルコール性認知症（三・五パーセント）
⑥レビー小体型認知症（三・〇パーセント）

の順となっています（表5－7）。

患者の周囲の人たちが最初に気づく症状としては、もの忘れとともに、まわりの人を無視するなどの行動の変化があります。

若年性認知症と聞くと、遺伝性認知症ではないかと心配する人もいると思います。遺伝性認知症は三〇～四〇代で発症し、一〇年程度で末期にいたります。ただし、遺伝性認知症はきわめて稀な病気で、すべての認知症の〇・〇〇一パーセント以下です（『脳からみた認知症』78～79ペ

血管性認知症	39.8%
アルツハイマー型認知症	25.4%
頭部外傷後遺症	7.7%
前頭側頭葉変性症	3.7%
アルコール性認知症	3.5%
レビー小体型認知症	3.0%

表5-7 若年性認知症の原因疾患

2009年の調査による。

ージ）。若年性認知症の大部分は、遺伝性認知症ではないと考えられています。

若年性認知症の診断・治療の基本は、高齢期の認知症と同じです。

ただし、最初期に現れる症状の中に、認知症らしくないものが含まれている点に注意が必要です。具体的には、やる気を失ってしまう無気力や無関心、生きる意味を見失う抑うつ気分、倦怠感や焦燥感などです。

抑うつ気分や自分本位な言動が目立ち、もの忘れの症状が隠れてしまうと、周囲に認知症だと気づかれないことがあります。このため、初診時にはうつ病と診断されることも少なくありません。患者さんのようすを継時的にフォローしていくことで初めて、記憶障害や見当識障害が出現してくることがあります。そのような場合に、あらためて診断が検討され、認知症（若年性）と変更されるケースがあります。

患者さん本人や家族の立場からは、診断名が変更されることに辛いものがあると思いますが、残念ながら若年性認知症では、一定の割合でこうした事態が発生しています。脳SPECT検査

（前述の脳血流やＤＡＴスキャン）は、認知症のタイプや進行度、重症度を判定するのに有効です。

治療は、薬物と運動・作業療法、学習療法などを組み合わせて行われます。若年性認知症の人にとって重要なのは、なるべく長く仕事をつづけることです。仕事を失うと病気の進行に悪影響を与えることが多く、逆に、仕事に近いような作業療法を行うと症状の進行が抑えられます。若年性認知症の人に対する就労支援や雇用支援は、制度の整備も含めてさらなる充実が必要だと思います。

●診断はなぜ遅れるのか

Q28 若年性認知症の診断は遅れやすいといわれます。その理由として、不適切なものはどれでしょうか？

①診断に必要な高度医療機器のある医療機関が少ないから
②気になる症状があっても受診せずにすませてしまう人が多いから
③典型的な症状が乏しいことが多く、診断の根拠が得られにくいから

若年性認知症には、診断が遅れやすいという特徴があります。札幌市が二〇〇七年に行った調査では、「変化に気づいてから受診までの期間」は一～三年以内が二割、三年以上が二割もいま

した。

診断が遅れる理由として、もの忘れなどに気づいても「過労気味だから」などと放置してしまうことが多いようです。また、認知症の症状から出る「無気力」「暇さえあればゴロゴロしている」などの症状は、周囲が問題視しにくいものです。

そして、家族や会社の同僚の勧めで受診しても、抑うつや過労、自律神経失調症、更年期障害などの診断を下されることもあります。

若年性アルツハイマー型認知症は、もの忘れよりもATMなどの機器操作能力や、方向感覚の低下などが目立ちます。怒りっぽくなる、人の気持ちを理解しない、態度が粗暴になるなど、人柄の変化が現れることもあります。若年性認知症では、これらの症状が出そろうまでにある程度時間がかかるという特徴もあります。

若年性認知症のための検査機器は、高齢者の認知症に使用する通常の診断機器と変わりません。CTやMRI、SPECTなどです。特殊な高度医療機器は必要ありませんので安心してください。

Q28の正解（不適切なもの）は、①です。

ところで、「確定診断」という言葉があります。がんの診断に際して、病理検査でがん細胞を発見できたときなどに使われます。

認知症では残念ながら、確定診断のための検査法はいまだ開発途上です。そのため、早期から「○○型認知症で間違いない」と断定的な診断を下すことは難しく、さまざまな可能性を考えながら診療が進んでいくことになります。診断の内容は、経過とともに変化しうることを承知しておきましょう。

また、認知症は神経内科と精神科の二つの診療科を中心に、脳神経外科や老年内科など、いろいろな診療科が診療を行っています。経過観察中に最もふさわしい診療科へ紹介されることがあることも、知っておくとよいと思います。

5-5　医療機関との上手な付き合い方

●認知症を診てくれる医師・医療機関とは？

Q29

認知症の診療にあたる医療機関について、間違っているものを一つ選んでください。

①認知症は精神科や神経内科で診てくれる

②認知症は脳神経外科、総合診療科、老年内科などでも診てくれる

③認知症を診る病院・診療所について、相談できる機関（電話・窓口相談）はない

認知症は、単独の病名ではありません。すでにみてきたように、アルツハイマー型認知症から

1	認知症を診る診療科	神経内科、精神科、脳神経外科、総合診療科、老年内科など
2	認知症専門医	認知症学会専門医、老年精神医学会専門医（学会専門医）
3	認知症サポート医	困難事例などの解決に協力する医師（厚生労働省の認定）
4	かかりつけ医認知症対応力向上研修修了医師	厚生労働省指定の研修を修了した医師

表5-8 認知症を診る医師の一覧

医療機関の掲示板に表示される情報は、主として1。2、3は、ホームページなどから確認できる。

神経難病、脳卒中・頭部外傷後遺症まで、数多くの病気が含まれるため、それだけ多くの診療科の医師が関わっています。

認知症を最も多く診ている診療科は、神経内科と精神科です。次いで脳神経外科や総合診療科、老年内科（老年科）などが診ています。総合診療科や老年内科はなじみの少ない診療科ですが、多くの病院で開設され始めています。認知症を診る医師の一覧を表5－8に示します。

認知症の専門医には、「認知症学会専門医」と「老年精神医学会専門医」の二つがあります。認知症専門医は「認知症科」などの名称で独立しているわけではなく、前述のさまざまな診療科に所属して診療しています。具体的にどんな医師がどこに所属しているかは、それぞれの学会ホームページから検索できます。

高齢の認知症患者の場合には、医療や介護を拒否する対処の難しい事例が多くあります。このような困難事例への対策に協力する「認知症サポート医」という制度があり、厚生労働省が認定しています。認知症サポート医も、認知症の診療をしています（どこに認知症サポート医が在籍しているかは、次に掲げる相談機関の(2)、(3)で案内してくれます）。

受診する医療機関・医師に心当たりのない方は、次のような方法で探しましょう。

(1)かかりつけ医に相談し、できれば紹介してもらう
(2)認知症コールセンターに相談する
(3)地域包括支援センターに相談する

認知症コールセンターは、認知症に関する電話相談に対応してくれます。ほとんどの都道府県・政令指定都市に置かれており、自治体からの委託で「認知症の人と家族の会」が主に運営しています。

地域包括支援センターはすべての市町村に設置されている公的機関で、認知症の相談ができます。電話相談も可能ですので、安心して利用ください。

また、最近は多くの一般医が「かかりつけ医認知症対応力向上研修」を受けて、認知症の知識を深めていますので、かかりつけ医をお持ちの人はぜひ一度、相談してみてください。

Q29の正解（間違っている項目）は、③です。

●「良い診断」「悪い診断」

もの忘れの体験をきっかけに、「私は認知症なのではないか」と心配して病院へ行くと、よくＭＲＩ検査を勧められます。検査が終わると、医師から「脳にはまったく異常ありません」などと診断結果を説明されます。

「あぁ、よかった」と、ひと安心……、ちょっと待ってください！

軽度な認知症の人の脳は通常、ＭＲＩでは異常が認められません。認知症が進行すると脳が萎縮し始めますが、軽度の段階では萎縮はさほど起こらないからです。ＭＲＩで「異常なし」と医師がいうとき、それは「治療が必要な脳梗塞や脳腫瘍は見当たらない」という意味であると受けとめましょう。脳の形に変化が現れない「軽い認知症」の有無までは、ＭＲＩでは決してわからないのです。

認知症の診断には、複数の検査が必要です。

軽度の段階で認知症を的確に診断するにはまず、もの忘れの度合いや知能を測るペーパーテストを行います。先にも登場したミニメンタルステート検査（ＭＭＳＥ）や改訂長谷川式簡易知能評価スケールが有名です。医師が「今日は何月何日ですか?」「桜、猫、電車、この三つの言葉を覚えておいてください。後でまた聞きます」などの質問をします。今日がいつか認識できているかという見当識や、言葉を覚えたのちに再生できるかを確認するテストです。しかし、こうした簡易知能テストだけでは診断できない認知症もあり、その場合には精密な神経心理検査が必要になります。

脳SPECTは、認知症の早期診断にある程度有用です。しかし、診察や簡易知能検査を省略して、脳SPECTだけで診断できるわけではありません。

●精神科に気軽に通える街づくりを

わが国では従来、精神科は受診しにくい診療科の一つでしたが、最近は改善しています。「メンタルクリニック」「メモリークリニック」「もの忘れ外来」などの名称も普及し、精神科クリニック、精神科外来にかかりやすくなっていることは喜ばしいことです。

一般に、精神科を気軽に受診できる街、精神科と他の診療科が共同して認知症を診ている病院のある街は、認知症の医療・介護がうまくいっている街です。

たとえば、北海道空知地方の砂川市は、市立病院精神科が市民から厚い信頼を受け、認知症医療の中心を担っています。かかりつけ医からの紹介もスムーズで、市民の間に市立病院の精神科を受診することを嫌う雰囲気はありません。「もの忘れ外来」というネーミングで神経内科と合同で外来を行っており、待合室も開放的で、内科外来にかかるのと同じ感覚で精神科外来にかかれるよう配慮されています。

地域の一般医の間でも、認知症を疑ったら躊躇《ちゅうちょ》なく砂川市立病院を紹介するという流れが生まれており、市民にも違和感なく受け容れられています（内海久美子編著『地域包括ケアってなあに？　地域で見守る認知症——砂川モデルを全国へ』医学と看護社）。認知症の人が増えていく時代において、精神科受診を身近に感じられる街づくりはきわめて大切です。

内科や脳神経外科などに認知症で通院していた人が、途中で精神科受診を勧められることがあります。精神的興奮が強くなったり、たえず動き回るなど落ち着かない症状が出たとき、あるいは暴言や暴力がひどいときなどです。

こうした症状に対する治療薬を「抗精神病薬」といいますが、最近、抗精神病薬の使用は専門医、特に精神科の専門医のもとで行うことが推奨されています（184ページ参照）。これからの認知症医療は、精神科の専門医に依拠する割合が高まっていくことが予想されます。

精神科を受診しやすくするためには、多くの関係者の協力が必要不可欠です。各地域、各自治体で、精神科医療機関にかかりやすい雰囲気をつくる取り組みが活発化されることを願っています。そして、精神科の受診を勧められたみなさんは、嫌がることなく思い切って受診しましょう。

第6章

認知症再入門

——全国民必須の基礎知識を確認しよう

prevention of dementia

最終章となる本章には、認知症に関する基礎知識をコンパクトにまとめました。

「はじめに」でも指摘したように、〝予備軍〟まで含めれば「認知症一〇〇〇万人時代」は間近に迫っています。〝国民病〟といっても過言ではない認知症については、すべての人が最低限の知識を身につけておく必要があると考えます。

認知症の全体像について知っておきたい、確認したいと思われたときには、ぜひこの章に立ち返ってお読みください。認知症についてまだよく知らないという人は、まず本章を最初に読み、その後に第1章に戻って予防について学ぶのもいいと思います。

そのような目的から、本章はあえて系統的な記述ではなく、ポイントごとに整理した知識をまとめるスタイルで書いてあります。また、前章までの記述と重なる部分もあります。

認知症という病気について体系的に知りたい場合には、拙著『脳からみた認知症』（講談社ブルーバックス、二〇一二年）、『社会脳からみた認知症』（同、二〇一四年）などをご参照いただければ幸いです。

6-1　あらためて認知症とは?

●認知症とはどんな病気か?

認知症とは、「健常に成人になった人が病気や事故で脳を壊し、知的な能力の低下を招いて、一人で暮らしていくことが難しくなった状態」を指します。初期の認知症にはもの忘れが目立ち、進行すると大脳皮質の広い範囲が侵されていきます。それに伴って、徐々に理解や判断が鈍り、隣人といさかいを起こすなど、社会的な行動にも支障を来《きた》していきます。

認知症は、単一の病気の名称ではなく、数多くの病気の総称です。原因不明の疾患も多く、代表的なものは「アルツハイマー型認知症」「前頭側頭型認知症（ピック病など）」「レビー小体型認知症」の三つです。

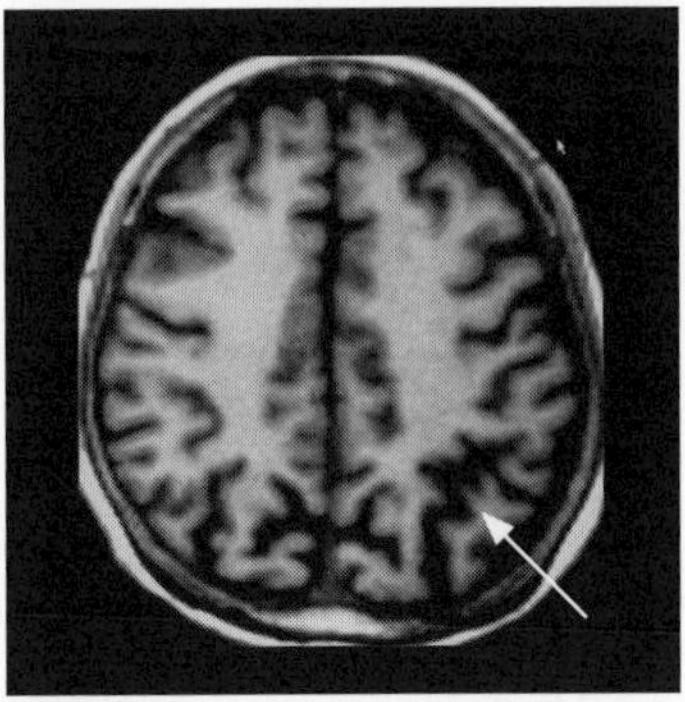

図6-1 アルツハイマー型認知症のMRI画像

脳の後ろ側（図では下側）の脳溝が拡大している（→）。

これらはいずれも、「脳変性疾患」とよばれています。脳の神経細胞が徐々に壊れ、大脳皮質は縮んでいきます。図6－1は、磁気共鳴画像装置（MRI）で撮影したアルツハイマー型認知症の人の脳の画像です。前頭葉と頭頂葉に萎縮が起こっていることがわかります。このように、萎縮がはっきりと確認できる頃には、症状はかなり進んでいます。脳が縮み始める前に診断し、治療を開始すること、すなわち早期発見・早期治療がきわめて大切です。

脳変性疾患は、二〇～三〇年程度をかけてゆっくり終末期にいたります。根本的に治す治療法はいまだ確立されていません。生活支援やリハビリを含む介護サービスを利用して、支えていくことになります。

一方、認知症には原因がわかっているものもあります。脳梗塞や脳出血、くも膜下出血などが原因で起こる「血管性認知症」や、転落や交通事故等で脳に傷を負うことによる「外傷性認知症」、アルコールを長期間にわたって大量に飲むことで生じる「アルコール性認知症」などです。

認知症の人の割合は、年齢を重ねるほど増えていきます。認知症有病率（人口一〇〇人あたりの認知症の人の数）をみると、九〇代前半では六一パーセントに及びます。つまり、九〇歳を超えると、認知症の人が多数派となるのです。そう考えると、認知症とは「老いの一つの形」であるともいえそうです。

前章までに繰り返し述べてきたように、認知症は一定程度、予防可能な病気になってきました。災害に備えて防災グッズを準備するのと同じ感覚で認知症に備え、予防策を学んで実践していくことが、何より重要になってきています。

●認知症の人に現れる二つの症状

認知症の症状には、「脳が壊れたために出る症状」と「生活環境や体調が影響して出る症状」

中核症状の名称	内容
複雑性注意の障害	身のまわりのことへの注意力が低下する
実行機能の障害	手順や内容を忘れ、物事を実行できなくなる
学習と記憶の障害	新しいことを学んで記憶することが難しくなる
言語の障害	人の話の内容を理解できない
知覚一運動系の障害	目で確認して手を動かす行為ができなくなる（プッシュフォンやファックス、自販機でお茶を買うなど）
社会的認知の障害	目つきや表情から人の気持ちを読み取れない

表6-2 認知症の中核症状　米国の新しい診断基準「DSM-5」から。

の二つがあります。

脳が壊れて出る症状は「中核症状」とよばれ、国際的には六つの症状に整理されています（表6－2）。「身のまわりのことへの注意力が低下する」「新しいことを学んで記憶することが難しくなる」「物事を実行できなくなる」などの症状です。

自分が置かれた状況を適切に理解できない「見当識障害」も重要です。見当識障害は、「今日が何年何月何日で、現在は何時なのか、自分が今いる場所はどこか」といったことがわからなくなる障害です。

これらの中核症状は、認知症の人に必ず現れます。こうした症状のために一人で暮らすことが難しくなった人が、認知症と診断されます。

これとは別に、生活環境や体調、気分などが影響することで現れる症状があります。「行動・心理症状」（ＢＰＳＤ：Behavioral and Psychological Symptoms of Dementia）とよばれるものです。

ＢＰＳＤには「お金を盗られた」「貸したお金を返してもらってない」などと思い込む妄想があり、介護者を疑ったり、突然怒り出したりします。物を盗られたという妄想は、女性に多くみられます。介護者に抵抗して入浴や着替えを拒否したり、自宅にいるのに「家に帰る」といって家族を困らせたり、退職して二〇年も経つのに「会社に行く」といって家を出て行ったりするケースもＢＰＳＤに含まれます。

このように、認知症の人はＢＰＳＤによってさまざまなトラブルを起こすことから、以前は「問題行動」とよばれていました。ＢＰＳＤが起こる心理的背景には、発症するまでは認知症の人自身が家族など周囲の面倒をみてきたのに、逆に介助や世話をされる立場になっていることへのふがいなさがあります。家族も含め、認知症の人のケアにあたる人は、本人の自尊心やプライドを尊重し、不用意に傷つけないようにすることが大切です。

●アルツハイマー型認知症はどんな病気？

認知症の中で最も数が多く、代表的な病気が「アルツハイマー型認知症」です。認知症の人の六割ほどを占めています。

アルツハイマー型認知症の人は、記憶を司る脳内の海馬などが萎縮します。「アミロイドβ」とよばれるタンパク質が、脳の神経細胞のはたらきを邪魔することで、さまざまな病的変化を起こすからです。厳密には、アミロイドβの前段階の物質が〝犯人〟と考えられ、神経細胞を壊します。アミロイドβは本来、代謝されて消えていくものですが、何らかの原因で脳の中に大量にたまると認知症を引き起こすとされています。

アルツハイマー型認知症の初期症状は、もの忘れや見当識障害です。もの忘れは「日々の体験を覚えていない」「約束を忘れる」などが該当し、新しいことを記憶できないのが特徴です。日時や場所の感覚があいまいになる見当識障害も現れます。もの忘れや見当識障害が出たら、すぐに病院を受診しましょう。病状が進行すると、受診に抵抗する拒否症状が出てきます。本人は自分が病気だと自覚していないため、病院へ行く必要性を感じないからです。拒否症状が出る前に、何とか受診しましょう。

見当識障害が進行すると、自身の置かれた状況が把握できなくなり、薬の飲み方もでたらめになります。認知症による症状のために家族に迷惑をかけても、それを自覚できません。車の運転が覚束《おぼつか》なくなってきているのに、やめようとしないこともあります。

病院を受診しても、ＭＲＩ検査を受けただけでは「異常なし」と判定されてしまいます（166ページ参照）。改訂長谷川式簡易知能評価スケールなどの簡易知能検査を受けることが大切です。

病状がさらに進むと、頭頂葉などが萎縮してきます（171ページ図6－1参照）。

症状を改善させたり、進行を遅らせたりする薬の服用を医師から勧められたら、できるだけ服用するようにしましょう。家族は、病気の進行に合わせて介護やリハビリを受けられる環境を整え、本人が落ち着いた気持ちで日々を過ごせるように取り組む必要があります。

英国や米国の研究で、七五歳を過ぎた人のアルツハイマー型認知症は、七五歳以前の人とは、発病のしくみがいくらか異なると指摘されています。54ページで述べたように、七五歳以上のアルツハイマー型認知症の人の三割前後で、アミロイド変性だけでなく、脳梗塞を合併することで認知症が起きています。逆にいえば、脳梗塞を予防することで認知症の予防につながります。

●血管性認知症とは？

脳卒中（脳梗塞や脳出血、くも膜下出血）の後遺症で起きる認知症が「血管性認知症」です。いずれのタイプの脳卒中でも、脳の知的な活動を司る部位が障害されると、血管性認知症を起こす可能性があります。初めての脳卒中発作後に、約一〇パーセントの人が認知症を発症します。脳卒中を繰り返すと、約三〇パーセントの人に認知症が起きてきます。

血管性認知症の症状の特徴は、歩行や言語に障害が出たり、意欲が低下して無気力・無関心になったりすることです。典型的な患者さんを紹介しましょう。

脳出血で入院したBさん（六二歳、女性）はそれまで、二人の子供たちとふつうの暮らしを営んでいました。MRIの検査で、入院の原因となった新しい脳出血と同時に、古い脳梗塞や脳出血の跡が多数見つかりました（図6－3）。

Bさんはリハビリをつづけ、左上下肢に生じた麻痺はある程度良くなったものの、知的機能はなかなか改善しません。問いかけに対しても返事はあいまいで、自分が入院しているという自覚があいまいになることもありました。

簡易知能検査の改訂長谷川式簡易知能評価スケールを行ったところ、認知症疑いに該当する二〇点でした。血管性認知症と診断されたBさんは退院後、家族に支えられて生活をしています。自覚症状の出ない「無症候性脳梗塞」を繰り返してきたBさんのような人が新しい脳卒中を起こすと、高い確率で認知症を発症します。

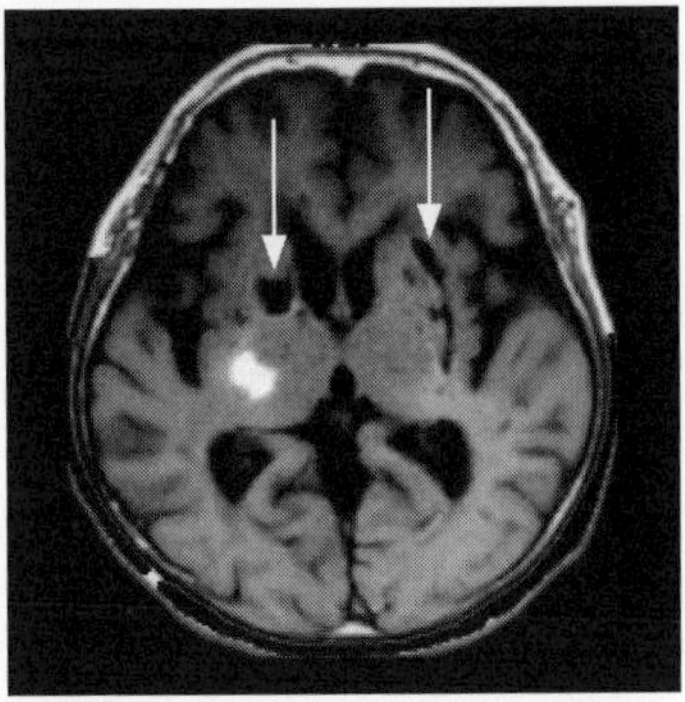

図6-3 血管性認知症のMRI画像

白い部分が入院のきっかけになった脳出血、他の黒い部分（→）が繰り返し起きた脳梗塞の跡。

脳梗塞になったことのある人が認知症にならないようにするには、再発予防が何より大切です。高血圧や糖尿病、高コレステロール血症などの治療を行い、適度な運動で肥満や運動不足を解消しましょう。食生活は野菜や海藻、魚介類、大豆製品、乳製品をとるように心がけます。塩分の摂取量を、一日六グラム以下に抑えることも大切です。

かつて脳卒中は、日本人の死因の第一位を占め、認知症になる原因疾患でも第一位でした。その後、死因第一位はがんに、認知症の原因疾患はアルツハイマー型認知症が一位になり、脳卒中は以前に比べ、関心が集まらなくなっています。

しかし、本書でも繰り返し指摘してきたように、最近の研究で「脳卒中を予防すれば認知症を減らすことができる」と判明しています。脳卒中に今、新たな注目が集まっています。

●レビー小体型認知症とは？

パーキンソン病の症状（パーキンソン症状）を呈する認知症は、「レビー小体型認知症」とよばれています。「レビー小体」とは、パーキンソン病やレビー小体型認知症の人の脳の神経細胞に出る「シミ」のことです。レビー小体を発見したドイツ生まれの神経学者、フレデリック・レビー（一八八五〜一九五〇年）にちなんで名づけられました。

手足のこわばりなどのパーキンソン症状が出てから認知症になった場合には、診断は容易です。しかし、パーキンソン症状が出る前に、レビー小体型認知症の診断を正確に行うのは難しいといわれています。診断は、いくつかの特徴ある症状を把握したうえで行われます。

まず、気分の高揚や落ち込み、動揺が挙げられます。一般的に、認知症の人は物事に対して全般的に無関心・無気力になることがありますが、レビー小体型認知症の人は一日のうちに気分が変わり、高揚したり無気力になったりします。高揚すると、周囲に対して攻撃的になることもあります。

次に、実際にはいないのに人や動物が見える「幻視」症状があります。149ページでも指摘したように、「ただ単純に見える」のではなく、「窓からキツネが入ってきて寝床に潜り込んできた」「人が部屋の隅でごそごそ何かやっている」などの具体的な動きを伴います。幻視は、レビー小体型認知症の人の約八割に現れます。

さらに、失神発作や頑固な便秘、発汗障害などの自律神経に関わる症状が起きます。認知症の症状が出る前に、これらの症状が現れることがあります。

それぞれの症状は、最初からそろって起きるわけではありません。気分の浮き沈みなど精神的な変化が先行して出る場合は、早期の診断が難しくなります。最近になって、診断にあたっての強い味方が登場しました。脳内のドパミン代謝の低下を調べる「ＤＡＴスキャン脳ＳＰＥＣＴ検査」です（150ページ図５－４参照）。この検査の登場によって、レビー小体型認知症に対する診断の正確さはグンと増したと思われます。

また、就寝中に突然、大声を出したり、手足をバタバタさせたりする「レム睡眠行動障害」があると、のちにパーキンソン病やレビー小体型認知症を起こす可能性があると指摘されています（第5－2節参照）。

レビー小体型認知症の症状の進行を抑える薬として、「ドネペジル」（アリセプト）が有効です。興奮の高まりには抑肝散《よくかんさん》などの漢方薬も効果があります。

●前頭側頭型認知症とは？

認知症の人の中には、万引をしたり、詐欺の被害に遭《あ》ったりする人がいます。認知症のタイプ別でいえば、前頭側頭型認知症とよばれる認知症の人に、そうした問題が最も起きやすいと考えられています。

前頭側頭型認知症の人の家族や職場の同僚らは、最初の異変を、人柄や性格の変化から気づきます。たとえば、優しかった人が粗暴なふるまいをしたり、周囲に配慮ができていた人が自分勝手な行動をとったりするようになります。生真面目な性格の人が、徐々にだらしなくなったりすることもあります。

万引のような犯罪行為に加えて、社会のルール・習慣を無視したりする言動も特徴的です。店頭でおいしそうな食べ物を見つけると勝手にもってきてしまったり、隣家の庭にきれいな花が咲いているのをみて無断で摘んだりしてしまうといった行為です。車を運転している最中に、一方通行の道路を逆走するなどの危険な行為をしてしまうこともあります。「わが道を行く認知症」とよばれる所以《ゆえん》です。

言動が自分本位になる一方で、他人への警戒心は薄れていきます。このため、詐欺被害に遭いやすくなり、ダイレクトメールに反応してお金を振り込んだり、高額な商品を買う約束をしてしまったりします。

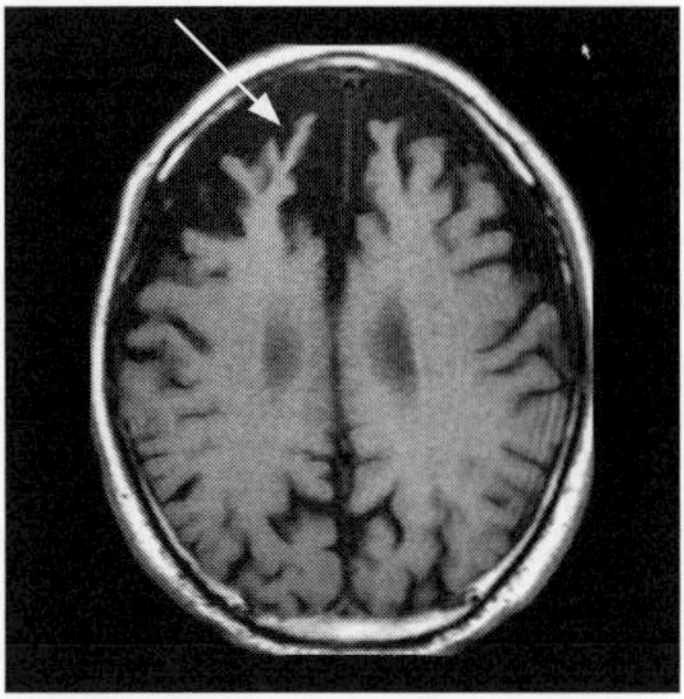

図6-4 前頭側頭型認知症のMRI画像

脳の前方（図では上方）の脳溝が拡大している（→）。

前頭側頭型認知症に対する治療薬は、いまのところ存在しません。やがて病気が進行すると、同じことを繰り返す常同行動や、毎日決まった時刻に同じ行動をとる時刻表的行動も起きるようになります。

また、前頭側頭型認知症の初期には記憶障害や日時、場所の感覚があいまいになる見当識障害が目立たないのが通常です。しかし、ときには目立って現れることもあり、その場合はアルツハイマー型認知症とよく似た症状となるために、両者を正確に区別することができません。初期に正しい診断が下せないケースが一〇～二〇パーセントあるといわれ、患者・家族のみなさんには悩ましいことではありますが、事前に承知しておきましょう。

MRI検査では、初期には異常を認めませんが、症状が進行するにつれて前頭葉や側頭葉が萎縮し始めます（図6－4）。

6－2 「認知症の薬」に関する基礎知識

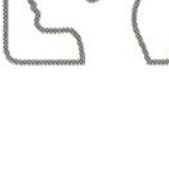

●抗認知症薬の今

認知症に対する薬物治療は、一九九九年にアルツハイマー型認知症の薬「アリセプト」（一般名ドネペジル、ジェネリック医薬品〔後発薬〕名もドネペジル）が発売されたことに端を発しています。薬による治療の歴史は、ようやく二〇年に達しようというところです。

抗認知症薬がまだ登場していなかった時代には、「認知症の人が医療機関を受診するのは人生で二回だけ」といわれていました。すなわち、「認知症の診断を受けるとき」と「亡くなるとき」です。根本的に治療する薬は、いまだ存在しません。

現在、アルツハイマー型認知症の薬は四種類あります。運動をすると体内で分泌がさかんになるアセチルコリンを増やす薬が三種類、神経細胞が壊れないように守る薬が一種類です（一般名メマンチン、商品名メマリー）。いずれの薬も、認知症の症状を少し緩和させることができ、症状の進行を数年間遅らせることが可能と推測されています。

薬の効果は、認知症の人の意欲がやや戻り、自ら庭仕事をするようになったり、同じ質問をあまりしなくなるといった改善がみられることがあります。

薬を飲んでも、家族が変化を実感できない場合もあります。それでも、薬の服用が大切なのは、症状の進行が遅れることによって、家族が介護の態勢を整える準備の時間を確保できるからです。もし、親や身近な人が認知症と診断されたら、家族のためにも薬を飲むことを勧めてください。

薬の副作用としては、腹痛や吐き気、めまいなどが挙げられます。医師や薬剤師の説明をよく聞いたうえで飲むようにしましょう。

アルツハイマー型認知症薬・ドネペジル（アリセプト）の有効性がつづく期間がどれくらいあるのか、必ずしもはっきりしていません。これまでの研究では、五年間は有効であったという報告がありますが、それ以上のことは未解明です。

レビー小体型認知症の治療薬としては、二〇一四年にドネペジル（アリセプト）が正式に認可され、使用されています。

前頭側頭型認知症の治療薬はいまだ開発されていませんが、個人的な使用経験からはメマンチン（メマリー）が有用な場合があると感じています。

症状の変化に合わせて、睡眠導入剤や精神安定剤、抗不安薬が処方されることがあります。また、気持ちの高ぶりや興奮、幻覚を抑えるために漢方薬の抑肝散などが処方されることもあります。

●向精神薬・抗精神病薬をどう使うか

認知症の人は、体の不調や生活環境の変化などがあると精神的に興奮し、徘徊《はいかい》や暴言、介護拒否などを起こすことがあります（174ページ参照）。環境調整や看護・介護の力でBPSDの鎮静化ができない場合には、薬物療法の力を借りることがあります。

二〇一六年四月に、『かかりつけ医のためのBPSDに対応する向精神薬使用ガイドライン第二版』が発表されました（ガイドライン研究班主任研究員：順天堂大学・新井平伊教授。六月に修正）。このガイドライン『第二版』では、BPSD治療のための向精神薬について、認知症専門医、特に精神科の専門医のもとで使用することを推奨しています（表6－5）。

以前のガイドライン（二〇一三年）では、一般医の向精神薬使用を条件つきで認めていましたので、若干の方針の転換といえます。

――向精神薬（抗認知症薬、抗精神病薬、抗うつ薬、気分安定薬、抗不安薬、睡眠導入薬など）

ガイドライン第2版の利用にあたって
●まずは非薬物的介入をご家族や介護スタッフと検討し実施すること。その上でもなお症状が改善しない際に薬物療法を考慮すること。
●向精神薬（抗認知症薬、抗精神病薬、抗うつ薬、気分安定薬、抗不安薬、睡眠導入薬など）は、認知症を専門とする医師による診断と治療方針を踏まえて使用されることを推奨する。
●激しいBPSDと関連してご本人やご家族の生命や健康を損なうおそれがある場合は、各地区の認知症疾患医療センターとの連携を、また特に急を要する場合には精神科救急システムとの連携を推奨する。
●本ガイドラインに基づく診療を継続する中で病状が悪化していると判断される場合は、認知症を専門とする医師や認知症疾患医療センターとの医療連携を図ることを推奨する。
●継続使用でBPSDが軽快していると判断できる場合は、減量・中止の重要性に常に留意し、必要に応じて減量・中止を実施し、できるだけ長期使用は避けることを推奨する。 ただし、BPSDが軽快した段階での抗認知症薬の減量・中止に関しては、進行性疾患であることを鑑み、また中止後に認知機能障害が増悪したとの報告もあることから、必要に応じて医療連携のもとご本人やご家族の理解を得ながら慎重に行うことを推奨する。

表6-5「かかりつけ医のためのBPSDに対応する向精神薬使用ガイドライン（第2版）」（2016年4月発表、6月修正）から一部抜粋

は、認知症を専門とする医師による診断と治療方針を踏まえて使用されることを推奨する。
――激しいＢＰＳＤと関連してご本人やご家族の生命や健康を損なうおそれがある場合は、各地区の認知症疾患医療センターとの連携を、また特に急を要する場合には精神科救急システムとの連携を推奨する。
――本ガイドラインに基づく診療を継続する中で病状が悪化していると判断される場合は、認知症を専門とする医師や認知症疾患医療センターとの医療連携を図ることを推奨する。

今後は、このガイドライン『第二版』に沿って、ＢＰＳＤのひどい認知症の患者さんは専門医、特に精神科の専門医を受診する機会が増えていくと思われます。医療・介護の関係者には、よく連携して精神科や認知症疾患医療センターでの受診がスムーズに進むよう努力し、家族が戸惑うことのないようサポートしていくことが要求されます。

初めて精神科を受診する人は、少なからず戸惑いを感じるものと思います。しかし、わが国の精神医療は「患者の人権の尊重」（日本精神神経学会基本理念）を重視しており、安心して受診しましょう。

認知症が進み、興奮や徘徊などの異常行動が強まると、本人の身の安全を確保することが難しくなっていきます。精神科から向精神薬などの処方を受け、一日も早く落ち着きのある生活を取り戻すことが重要です。薬の効き方には個人差があり、服用を開始して歩行や食事などの日常生活に影響が出た場合には、「薬の効き過ぎ」が疑われます。病院外来の看護師さんや薬局薬剤師さんなどと連絡を取り、必要なら臨時に受診してください。

6-3 難しい介護問題への対応策——受診拒否や独居希望をどう考えるか

●受診拒否にどう対応するか

認知症の人の中には、家族が受診を勧めても納得せず、病院に行くことを拒否する人が少なからずいます。家族にとって深刻な悩みの一つです。

拒否する理由は、自分の病気を自覚できないためです。医学的には「病識の欠如」とよんでいます。病識が欠如している状態では、周囲を困惑させるような症状が出ていても、それを自覚できません。「自分はふつうに、問題なく生きている。迷惑はかけていない」と思い込んでいます。したがって、本人にしてみれば、家族から病院に行くようにいわれるのはまったく心外なことであり、当然のこととして拒否するのです。

受診拒否が出ている人を受診にこぎつけさせるには、工夫が必要です。主に、六つの対応法がありますので参考にしてください。

①「たまには健康診断でも受けよう」と誘って、病院に連れていく

②いま通院している疾患（高血圧や糖尿病など）の担当医に、認知症の専門医に診てもらうよう説得してもらう

③認知症以外の症状（頭痛や便秘など）を診てもらうことを理由に、病院に連れていく

④親友など、家族以外の第三者に「もの忘れが増える年だから診てもらってはどうか」と説得してもらう

⑤家族の受診に同伴させ、ついでに診てもらう

⑥地域包括支援センターや認知症コールセンターなどに相談する

これらの対応法で大切なことは、事前に医療機関や医師と相談しておくことです。言葉は悪いですが、事前に示し合わせておかないと、決してうまくいきません。多くの病院は相談室などを設けていますので、思いきって相談してみましょう。

ただし、どんなに工夫しても受診にいたらないケースもあります。そのようなときは、訪問診療を選びましょう。地域包括支援センターなどが相談にのってくれます。

また、「認知症初期集中支援チーム」が家庭を訪問する事業が、一部の自治体で始まっています。これは、必要な医療サービスや介護サービスを受けていないなど、支援が必要な認知症の人の家庭を訪問する公的なしくみです。国は二〇一八年四月までに、すべての市町村での実施を目指しています。大切な事業であり、6‐5節で項をあらためて詳述します。

認知症の人が病院を受診する際、家族の同伴を拒否することがあります。その場合には、次のような対応策をとって、何とか医師と面談しましょう。

①三〇分程度の時間差をつけて病院に行く
②「私もこの病院の先生に診てもらいに来たのよ」と伝える
③手紙やメモを病院の相談室や外来看護師に届け、医師と面談する機会をつくる……など

●遠方で一人暮らしの親が認知症になったら

介護が必要な一人暮らしの親の生活を心配している、という人は少なくないと思います。それも遠方で、患う病気が認知症なら、なおさらでしょう。私自身、同僚や友人から最も多く受ける相談がこれです。

「遠方で一人暮らしをしている父親が、認知症と診断された。今のところ病状は軽く、一人暮らしをつづけられそうだが、病気の進行によっては施設入所が必要だと医者にいわれた。将来が不安だ。どう介護に備えるべきだろうか……」

首都圏で開業医をしている私の友人のケースを紹介します。

この友人は、関西で一人暮らしをしている認知症の九〇代の父親を介護するため、二週間に一度、実家に帰っています。その日程を確保するため、本来は診療している月曜日と火曜日を休診

にして、代わりに土日を診療日にあてることもあるといいます。

父親の希望は「最期まで家で暮らしたい」ということです。この希望をかなえるには、友人が直接、かかりつけ医やケアマネジャーとひんぱんに話し合う必要があり、診療日の変更もやむを得ないのです。

父親と離れている間に事故に遭ったり、急病になったりしないかなど、心配事は尽きないと思います。それでも友人は、「何があっても大往生。悔いはない」と明るく語っていました。

この友人の体験は、遠方で一人暮らしをする親が認知症になったときに、大いに役立つと思います。

まずは、要介護認定を受けてケアマネジャーを決め、必要な介護サービスを手配しましょう。ケアマネジャーは、あなたの心強い相談相手になってくれます。ヘルパー（訪問介護）とデイサービス（通所介護）は、最も基本的なサービスです。生活能力に応じて利用の仕方を相談します。

ケアマネジャーとは、電話や電子メールなどで日常的に連絡を取れるようにしておきましょう。転倒や骨折、発熱等の急病などが起きた場合の対処法も、事前に話し合っておきます。

また、地域包括支援センターを訪ね、保健師や社会福祉士に、親が一人暮らしをしている事情を伝えておくことも重要です。かかりつけ医の診察に一度は同伴し、家族の考え方を医師に説明することも忘れずに。急変時の対応、延命治療を求めるかどうか、入院を希望するか、在宅で看取るかなど、家族側の意見をまとめて伝えておきます。

そして将来、認知症が進んで心身が弱くなったときに、親本人が、どんな暮らし方を望んでいるのかを確認しておきましょう。「住み慣れた地域で最期まで暮らしたい」と思っているのか。あるいは、子供の住む街に移って一緒に暮らし、「子供に介護をしてもらいたい」と思っているのか。あなたは、親御さんの希望を知っていますか？

それら数々の判断は、親の理解力・判断力のあるうちから考えることが大切です。最期をどこで迎えるかは、本人の意向に添うことが基本です。悩んで判断できない場合には、介護の面で中心的な立場にいる子供が心を込めて決めてあげるなどしましょう。

認知症の親は、いずれ一人暮らしが難しくなります。施設への入所は、予約から一〜二年かかる場合もあります。早め早めに動き出しましょう。

6-4 暴力、危険運転……厄介な症状にどう向き合うか

●イライラして攻撃的な人に変貌

認知症の人の六〜七割は、日常的にイライラしていて落ち着かない心理状態にあります。その

背景には、これまで自分でできていたことが、少しずつできなくなることへの焦りや憤りがあります。イライラや憤りは本来、自分自身に向けられたものですが、信頼しているはずの家族に対しても攻撃的な態度をとってしまうのです。

そうした態度は、ちょっとしたことに腹を立てて怒鳴ることから始まります。医学的には「易興奮性」または「易怒性《いど》」とよんでいます。まるで瞬間湯沸かし器のように急に興奮するため、初めてこの状況に直面した家族は驚き、不安になります。易興奮性や易怒性の症状は通常、男性に多いのですが、稀に、認知症になる前はおとなしい性格だった女性が、介護をしてくれる夫を怒鳴ることもあります。

たたく、蹴飛ばす、棒で殴りつける、物をぶつける、などの暴力をふるう人は、認知症の人の一～二パーセントと推測されています。人への直接的な暴力ばかりではなく、自分で茶わんを床に叩きつけることもあります。また、単にイライラするだけでなく、物を盗まれたという妄想を起こしたり、被害妄想から暴力に転化したりすることもあります。

暴力がひどい場合には、ケアマネジャーや役所の保健師などに連絡すると同時に、警察をよんで介入してもらうしかないケースもあります。そうなった場合には、認知症の人と介護をする家族とが離れて暮らすことも必要です。

妻に暴力をふるった認知症の男性を数人、診療した経験があります。〝暴力夫〟たちはみな、診察室では「妻にすまないことをした。謝りたい。帰ってきてほしい」などと、涙ながらに反省していました。しかし、認知症の人の暴力をやめさせるのは難しいのが現実です。

もし、親や配偶者がそうなってしまったら、本人の言い分をある程度、認めながら、興奮しないように落ち着かせることを心がけましょう。ケアマネジャーや訪問看護師などの第三者が仲裁に入ったほうが、うまくいくこともあります。また、暴力が繰り返される場合は、薬物療法を行うこともあります。

Q30 ●真夏に「寒い、寒い」——寒がり行動のふしぎ

真夏の暑い日に、認知症の人が起こしやすい反応は、次のうちどれでしょうか？

①「寒い、寒い」と服を着込み、窓も開けさせない
②クーラーでガンガン冷やして氷水を飲む
③平然としている

真夏の暑い日がつづく時期に、認知症の親や配偶者を介護する家族にとって、悩みの種になるのが認知症の人の「寒がり行動」です。暑くても「寒い、寒い」と言いつのり、窓を開けさせなかったり服を着込んだりします。扇風機やクーラーも使わせてくれません。

無理に窓を開けようとするとケンカにつながります。認知症の人が、ほんとうに「寒い」と思

い込んでいることを理解することから始めなければいけません。

実は、認知症が進行した人の体では、知覚の感じ方に変化が生じています。通常は鈍麻しており、ときに過敏になります。熱い物に触ってやけどをしたり、刃物を摑んで指や掌を傷つけていたりするのに平然としていることがあります。

暑い日に、汗びっしょりになりながら「寒い、寒い」と言い張る寒がり行動は、アルツハイマー型認知症の高齢者ではよくみられる症状です。熱中症になる危険性があり、注意が必要です。

家族がまずするべきは、水分をとらせて脱水予防することや、梅干しを食べさせて塩分補給させることです。着替えを勧めたり、他の部屋の窓を開けるのもいいでしょう。

寒がり行動は、住み慣れた家で、家族がいる前で起きやすい傾向にあり、ショートステイ先などではあまり起きません。また、往診の医師など、家族以外の人が「窓を開けてもいい？」と聞くと、あっさり許したりします。

寒がり行動は解決が難しい問題行動の一つですが、部屋の雰囲気を変えてみると服をたくさん着込むのをやめるなど、意外な対策で効果が出ることがあります。ぜひ試してみてください。

Q30の正解は①です。

●高齢者が詐欺に遭いやすい理由——「怪しい」と疑う脳が侵されて

Q31

高齢者が詐欺の被害に遭う事件が頻発しています。オレオレ詐欺や振り込め詐欺、母さん助けて詐欺など、特殊詐欺による被害は容易になくなりそうにありません。認知症の人も詐欺に遭いやすいといわれています。その危険性は、健康な高齢者のおよそ何倍になるでしょうか？

①四倍
②六倍
③八倍

千葉県の医師が、認知症の高齢者がどのくらい詐欺被害に遭っているかを調査し、結果をまとめています。認知症と診断された高齢者のうち、九・五パーセントの人が被害に遭っていました（未遂も含む）。この数字は健康な高齢者の七・六倍に達し、関係者に衝撃を与えました。

高齢者の中には、強引な勧誘を断り切れずに承諾してしまう人もいます。振り込め詐欺のように、子や孫からの電話だと信じ込んで詐欺に遭うこともあります。

認知症の人が被害を受ける詐欺行為には、訪問販売が目立ちます。勧誘する人間はまず、認知症の人を何度も訪ね、長い時間を一緒に過ごすことで信用させます。その信用を利用して、強引に商品を売りつけたり騙したりするわけです。

認知症の人は、人を評価する脳の機能が低下していることが多く、「この人は怪しい」と疑うためのスイッチが入りにくくなっています。親や身近な人が強引に商品を買わされたケースを発見したら、返品や契約解消に動きましょう。

Q31の答えは③です。

なお、身の危険を感知する脳の部位は「扁桃体」とよばれます。優しい人か恐ろしい人かなど、相手の人物を評価するのは前頭葉や頭頂葉です。いずれも認知症で侵されやすい部位で、高齢期に入って認知症の傾向が徐々に強まってくると、怪しげな人を見抜く力が落ちてきます。ぜひ注意しましょう。

●「車の運転」をどうするか

Q32

認知症の人が起こす自動車事故が増えています。認知症の人に車の運転をやめさせるうえで、不適切なものはどれでしょうか？

①車にキズが増えてきたら、早いうちに運転をやめるよう話し合う
②かかりつけの医師や交番のおまわりさんに相談する必要はない
③ときにはキーを取り上げる、車を処分するなどの決断も必要である

認知症の人が車を運転することは悩ましい問題です。認知症になると、器具や道具の操作がうまくできなくなり、目に入った人や物をきちんと把握する能力（注意力）も低下します。車間距

離の感覚も鈍くなります。症状がさらに進むと、道路のセンターラインが何を意味するのかが理解できなくなり、反対車線に入り込むことがあります（いわゆる逆走）。路肩を踏み外し、道路から転落する危険もあります。

高速道路を逆走する事件・事故は、二〇一一年から一三年にかけての三年間で五四一件起きています。そのうち、運転者の認知症が原因と疑われた割合は、三七パーセントに及ぶといわれています（警察庁・高速道路会社調べ）。アクセルとブレーキを踏み間違えて商店に突っ込むという事故も起きました。認知症の人の事故発生率は、同世代の健康な人に比べ三～五倍ほど高いといわれ、運転は非常に危険です。

認知症が初期のうちは、周囲の人の意見に耳を傾けることがありますので、早めに話し合いましょう。特に、車のあちこちを擦ったりぶつけたり、とっさの判断が鈍っていると判断したら、運転は控えるよう伝えるべきです。

認知症が進行すると、「自分は正常だ、健康だ」と思い込み、「運転しないで」という周囲の説得に応じなくなることがあります。話し合いがうまくいかないときは、かかりつけの医師や交番などに相談してみましょう。免許取り消しの最終判断は、所定の診断書をもとに公安委員会が行います。

家庭での対応策として、家族の忠告を聞いてもらえず危険が迫っていると判断した場合には、車を処分する、鍵を取り上げるなどの厳しい対処も必要です。運転が好きな人に対するときなどは特に、気の毒な感情も湧いてきますが、いったん事故が起こってしまえば、本人はもちろん、他人の生命を巻き込みかねません。最終的には思い切った判断が必要だということを、肝に銘じておきましょう。

Q32の正解（不適切なもの）は、②です。

ところで、高齢者が免許を手放さない理由の一つに、「身分証明書になるから」が挙がります。免許があれば、ついハンドルを握ってしまうものです。免許を自主返納した人に交付される「運転経歴証明書」は、金融機関などで身分証明書として使えます。切り替えを促しましょう。

6-5 認知症初期集中支援チームとは何か

これからの認知症ケアにおいては、早期に認知症の診断が行われ、速やかに適切な医療・介護等につながり、本人や家族が困難な事態に陥ることを未然に防ぐ活動が期待されています。医療機関や介護施設の中だけの活動では実現が難しく、地域の中で活動することで初めて実現可能なものです。

「認知症初期集中支援チーム」は、危機回避につながる早期支援の役割を期待されて誕生しました。いったいどのようなものなのでしょうか。

●困ったときの「最後の砦」

「認知症初期集中支援チーム」は、全国すべての市町村に二〇一八年四月までに設置される方向で努力が重ねられています。チームは、医療・保健・福祉の国家資格を有する職員（保健師、看護師、社会福祉士、介護福祉士など。経験年数や研修要件あり）複数人と、認知症サポート医（資格取得予定者も含む）とで構成されます（図6－6）。

チームとして対応する事例とは――、

▼医療機関への受診を拒否する人、受診していない人、中断している人
▼自分は元気にふつうに暮らしているなどと理由をつけて、介護サービスを拒否する人
▼ゴミ屋敷化しているなど、日常生活を送ることが難しい人
▼医療・介護を受けていても、行動・心理症状などのために対応に苦慮している人

などに該当する認知症の人、または認知症が疑われる人が対象となります。

チームは家庭訪問をして認知症の人と向き合い、個々に必要な対策を講じます。認知症の人は、自分が認知症でまわりの人に迷惑をかけているという自覚に乏しく、家族が「病院へ行こう」などと誘っても拒絶することがあります。そんなとき、医師・保健師などの訪問は有効で

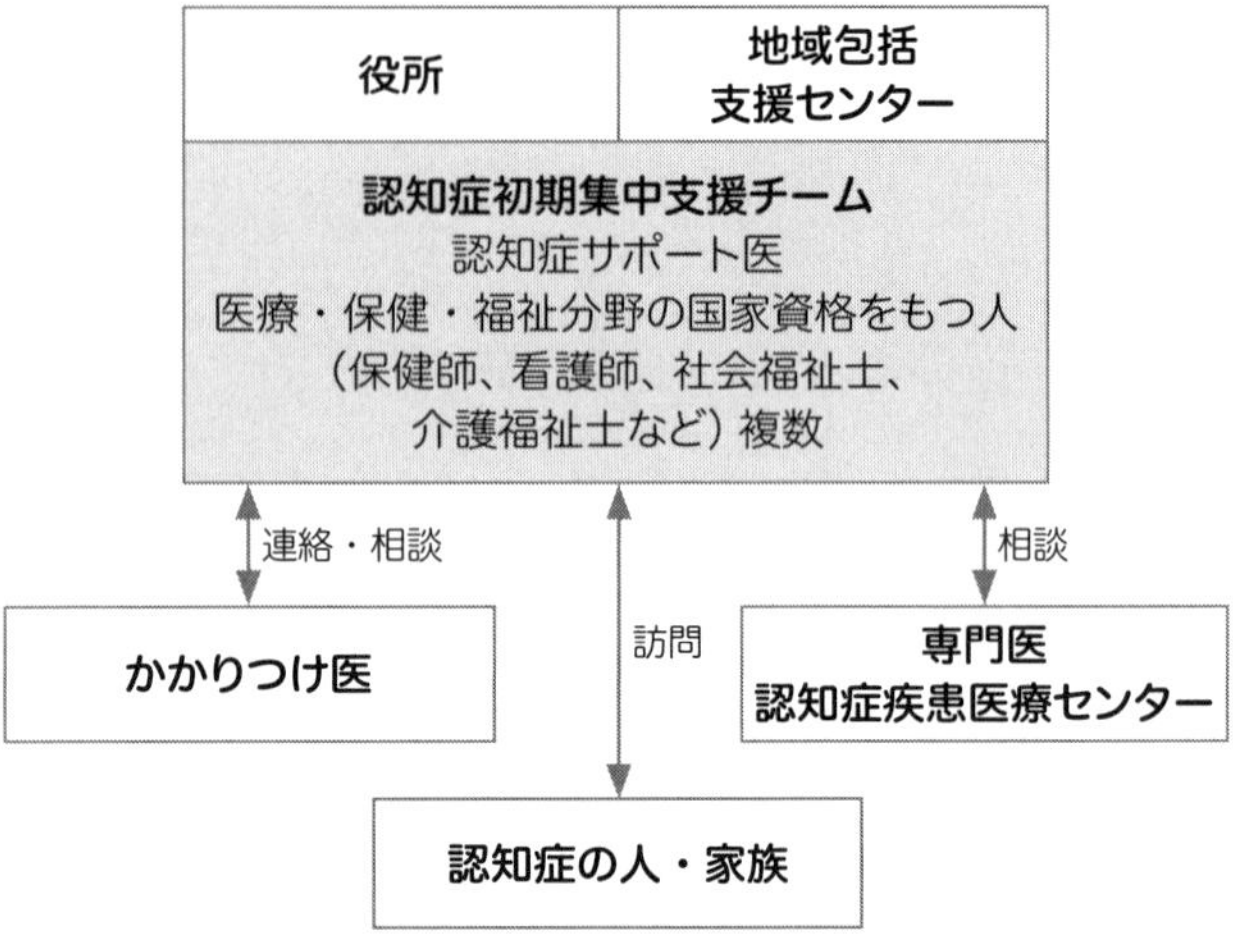

図6-6 認知症初期集中支援チーム 説明は本文を参照。

す。訪問をきっかけに病院受診を始めたり、訪問診療や訪問看護を受け容れてくれることがあるからです。往診で認知症の治療が開始されたのちに症状が改善し、通院に切り替えることができた事例もあります。

私も、認知症初期集中支援チームに協力しています。当初は、家族を殴るなど問題を起こした人の対策、すなわち、トラブル処理・対策が主な仕事になると思っていました。しかし、実際にチームとしての活動が始まってみると、認知症の初期対応にこそ重点があると知りました。現在は、「医療機関の受診拒否」「自分には何の異常もない、介護など要らない」など、医療・介護を拒否する姿勢を示し始める初期の人たちに対応することが、主な仕事となっています。

この事業の、他とは異なる新しい特徴は、医師が支援チームに参加することです。認知症初期集中支援チームの活動は、「困ったときの最後の砦《とりで》」となるでしょう。認知症に関連したことで何か気になったときや困ったときは、どうぞ遠慮なく、地域包括支援センターへご相談ください。

●認知症サポート医の新たな役割

国の方針では、全市町村に認知症初期集中支援チームを置くこととなっていますが、チームをつくるためには認知症サポート医が必要不可欠です。

認知症サポート医とは、厚生労働省が二〇〇六年度に「認知症地域医療支援事業」の中で発足させた新たな医師制度です。都道府県知事または政令指定都市市長の推薦する医師が、所定の「認知症サポート医養成研修」を受けて任命されます。全国の認知症サポート医は、二〇一五年度で五〇〇〇名を超えました。

発足時の認知症サポート医に託された役割は三つでした。

①かかりつけ医の認知症診療をサポートし、必要な場合にアドバイザーを務めること

②地域包括支援センターや役場からの認知症事例の相談を受け、アドバイザーを務めること、医師会（員）と地域包括支援センターとの連携を図ること

③「かかりつけ医認知症対応力向上研修」を企画・運営し、講師を務めること

二〇一五年度からは②の役割がより具体化し、「認知症初期集中支援チーム」のチーム員医師を務めることとなりました。

残念ながら現状では、全国に約一七〇〇ある市町村のすべてに、認知症サポート医が在籍するわけではありません。むしろ、多くの自治体が認知症サポート医の空白地帯になっています。認知症サポート医の養成がますます進むよう努力をしつつ、これら空白の自治体をどうするか、対応策を検討しなければなりません。予定どおりの二〇一八年四月までに、すべての市町村で認知症初期集中支援チームが活動できることを願っています。

「認知症サポート医」制度が生まれて、一〇年間が経過しました。

正直なところ、当初は何をするための制度なのか、よくわからない状況でした。具体的な仕事として、医師向けの認知症研修会を企画・実施することがありましたが、それ以外は不明瞭だったのです。認知症サポート医の活動には地域によって濃淡があり、役場や地域包括支援センターと協力して活動する医師は、ごく一部に限られていたと思います。

「認知症初期集中支援事業」の登場で、認知症サポート医が全国共通の方向性のもとで活動できる条件が整いました。これを機に、認知症サポート医が社会的な責任を担って、活躍していくものと期待しています。

二〇一六年一月、東京で「認知症サポート医検討会議 第一回会議」が開催されました。今後、この検討会議のもとで、認知症サポート医のあるべき姿が示されていくでしょう。認知症サポート医がわが国の認知症対策を担い、各地域で活躍することを願ってやみません。

エピローグ　生活習慣を今日から変えよう

●認知症が社会を疲弊させる前に

私は本書を通じて、認知症が急速に増え、深刻な影響を社会に与え始めていること、高齢化・長寿化が進んでも「認知症の人が増えない社会」を目指すべき時代が来たことを述べてきました。

希望を灯す実践が、報告されています。さまざまな政策を実施して、認知症の増加を抑えることに成功している英国の経験です。同様に、北欧における生活習慣病の予防と脳活性化トレーニングの普及による認知症予防の実践にも、引き続き注目していきたいと思います。

認知症は減らせます。

認知症の発症や進行を遅らせることが可能です。

そのことを解説するために、本書を書きました。その方策の中心は、「生活習慣を変える」

――その一言に尽きます。

高カロリー・高塩分・高脂肪摂取の食事、満腹になる食生活に別れを告げましょう。

運動不足社会にさよならしましょう。

定年退職を機に、社会からのつながりが失われてしまう状況に歯止めをかけましょう。

本を読む、人と人とが顔を合わせて侃々諤々《かんかんがくがく》、討論する、そういう社会をつくりましょう。

本書の執筆中に、認知症の予防について系統的で深い研究をしている研究所があることを知りました。ケンブリッジ大学公衆衛生学研究所です。膨大な症例の解剖による病理学的研究、脳卒中と認知症の関連を調べた疫学的研究、二〇年以上にわたる認知症の全国調査……、どれをとっても先駆的で優れた研究です。一連の研究の成果から、「脳卒中の予防を通して認知症を減少させる」という方向性が樹立されてきました。

本書は、この考え方に全面的に賛同し、採用しています。

●循環器疾患対策基本法について

わが国では現在、「循環器疾患対策基本法」制定の動きがあります。この基本法は、「脳卒中対策基本法」の制定を目指した運動が、脳卒中を含む循環器疾患全般へと拡大されたものです。

基本法の目指す施策としては、▽循環器疾患の知識の普及、▽予防策の策定と推進（禁煙・受動喫煙防止を含む）、▽救急医療体制の整備、▽患者の相談への支援、▽病気の再発を防ぐための関係機関の連携、などが掲げられています。

循環器疾患の予防を国民的課題として取り組む法律の制定は、望ましいことと思います。繰り返し述べてきたように、「認知症の予防は、脳卒中・高血圧・心臓病の予防を通してのみ実現する」と考えられ、その立場からも大いに賛成するものです。

一つ注文をつけるならば、循環器疾患対策基本法を制定するにあたって、食品業界、外食産業界、タバコ業界に対し、規制を含む指導力を発揮する決意を示してほしいと思います。循環器疾患の蔓延を反省し、減塩食品や適正カロリー食品の提供を使命とする業界の姿勢が生まれなければ、これらの病気の予防は困難です。特に、タバコに対する規制が大幅に進むよう希望します。

この基本法制定を「循環器疾患・認知症を予防する国民的な運動」の中核の一つに位置づけて、進めていってもらいたいと考えるものです。

●「健康の社会的決定要因」に注目した政策を

国民の健康を守り、増進していくためには、生物学的要因のみに注目した政策では不十分です。こんにち、病気や健康障害の社会的な要因があらためて重視されています。認知症の予防を実践する場合、高血圧や糖尿病、メタボの人たち（すなわち、ハイリスクな人たち）を健診で発見して対策を立てるだけでは不十分で、減塩食品の日常的な普及、運動習慣の普及、残業の極端に多い職場をなくすなどの社会的な対策が重要です。こうした社会的な対策をとることなく、着実に成果を上げることは難しいのです。

より抜本的な対策として社会環境そのものを変え、「暮らすだけで健康になれる社会」を築く必要性が叫ばれています。

特別な努力をしなくても運動不足にならない街、歩きたくなる街、特に意識しなくても健康に良いものを食べられる街、コンビニ弁当でもハンバーガーでも、塩分が少なく適正カロリーの商品が売られている街、余計なストレスのかからない街……、そんな社会を築いていかなければなりません。

そのために政府や各自治体は、食品加工業や外食産業などの関連業界を指導し、上記の課題を進めるべきではないでしょうか。運動不足を解消するための方策を積極的に推進するべきではないでしょうか。

＊

本書を通じて繰り返し述べてきたように、認知症予防策とは、生活習慣病予防策であり、がん予防策であり、すなわち、現代社会で損なわれがちになっている健康を取り戻す方策です。

それは決して、〝特別なもの〟ではありません。ぜひ国民的なレベルで実践していきましょう。より良い未来社会を展望するには何よりもまず、認知症を予防する社会、認知症の人が増えない社会、認知症に立ち向かう社会が必要不可欠なのですから。

長寿社会になった
高齢者も増えた
だけど認知症の人の数は減った

そんな社会の実現を目指して、さあ今日から、私たち一人ひとりの生活習慣をあらためていきましょう。

おわりに

二〇一五年の初夏、前著『社会脳からみた認知症』の刊行を記念して行ったライブトークを終えて、会場の紀伊國屋書店大手町ビル店から東京駅まで、倉田卓史氏（講談社ブルーバックス副部長）とご一緒に歩いたことがありました。街路樹の緑の濃さは、真夏が近いことを告げていました。

道すがら、倉田氏から「予防を中心に据えた認知症の本を検討してみてください」と提案がありました。ちょうどその頃、北海道新聞紙上での認知症をテーマとする連載を一年以上にわたって書きつづけていた私は、今後の記事に新しい特色をもたせたいと模索していました。

倉田氏の提案はタイムリーで、連載の中に認知症の予防の話を系統的に盛り込んでいくこととしました。その工夫によって、連載のマンネリ化を防ぐことができたように感じています。連載の執筆が、三冊めの著作となる本書の仕事と重なり、張り切って原稿に臨んだことを思い出します。

北海道新聞での二年間にわたる連載記事のタイトルと担当記者は次のとおりです。

二〇一四年四月～九月「クイズで学ぼう　認知症」上田貴子

二〇一四年一〇月～一五年九月「もっと知ろう　認知症」上田貴子、藤本陽介

二〇一五年一〇月～一六年三月「みんなで学ぼう　認知症」藤本陽介、石丸厚子

執筆の機会を与えていただき、連載にあたって多大な協力をしてくださった三人の北海道新聞記者のみなさんに心から感謝いたします。あわせて、本書の作成にあたっては、大幅な加筆・修正をしたうえで全面的に改稿し、相当量の原稿を書き下ろしたことを付記するものです。

認知症の予防というテーマを「脳卒中の予防を通して、認知症を防ぐ」という方向性を軸に書きましたが、実は、連載中に最も反響のあった話題は「高齢期における愛と性、夫婦の関係」でした。このテーマを真正面から取り上げ、連載時よりも深く掘り下げた第4章は、大半が書き下ろしとなっています。

また、本書に収録した二つのイラスト（図3－3、図3－6）は、絵本作家のわたなべきょうこ氏にお描きいただきました。あらためてお礼申し上げます。

本書の執筆にあたり、次のみなさんから数多くのご教示をいただきました。札幌市保健福祉局介護保険課認知症支援担当係のみなさん、札幌市医師会および北海道医師会の認知症担当役員のみなさん、「北海道認知症の人を支える家族の会」および「北海道若年認知症の人と家族の会」

の役員のみなさん、厚生労働省老健局総務課認知症施策推進室・認知症ケア専門官の延育子氏の各位に、心から感謝申し上げる次第です。

勤務先である公益社団法人北海道勤労者医療協会・勤医協中央病院の同僚のみなさん、脳卒中診療部、回復期リハビリ病棟のみなさんにも特別の感謝を捧げます。

本書も、これまでの二作と同様、講談社ブルーバックスの倉田卓史副部長とともに数回の検討を重ねて完成させました。作業は、猛暑の八月にピークを迎えました。原稿と一緒に、札幌の涼風を電子メールに添付できればよかったのですが、未熟な原稿のみで苦労をおかけしました。氏にあらためて深い感謝を捧げるものです。ありがとうございました。

「認知症の増えない社会」をつくる――この目標に向かって、全国民を巻き込んだ社会的な取り組みが始まることを心から期待して、筆者からのご挨拶とさせていただきます。

二〇一六年九月吉日

伊古田　俊夫

参考文献

デヴィッド・スノウドン（藤井留美訳）『一〇〇歳の美しい脳』ＤＨＣ、二〇〇四年
泉嗣彦『医師がすすめるウオーキング』集英社新書、二〇〇五年
朝田隆編著『軽度認知障害［ＭＣＩ］』中外医学社、二〇〇七年
安藤寿康『心はどのように遺伝するか』講談社ブルーバックス、二〇〇〇年
ジョン・レイティ、エリック・ヘイガーマン（野中香方子訳）『脳を鍛えるには運動しかない』日本放送出版協会、二〇〇九年
George M. Savva, *et.al.*: Age, Neuropathology, and Dementia. *The New England Journal of Medicine*, 360: 2302-2309, 2009
日本神経学会監修『認知症疾患治療ガイドライン２０１０』医学書院、二〇一〇年
三山吉夫「高齢者のパーソナリティ障害」『今日の精神疾患治療指針』医学書院、二〇一二年
伊古田俊夫『脳からみた認知症』講談社ブルーバックス、二〇一二年

F. E. Matthews PhD, *et.al.*: A two-decade comparison of prevalence of dementia in individuals aged 65 years and older from three geographical areas of England: results of the Cognitive Function and Ageing Study I and II. *Lancet*, 382: 1405-1412, 2013
田村了以「本能的欲求に基づく動機づけ行動 C 性行動」、小澤瀞司・福田康一郎監修『標準生理学 第8版』医学書院、二〇一四年
山口晴保『認知症にならない、負けない生き方』サンマーク出版、二〇一四年
伊古田俊夫『社会脳からみた認知症』講談社ブルーバックス、二〇一四年
マーガレット・ロック（安斎恵子訳）「アミロイド・バイオマーカーの検知」『現代思想』二〇一五年三月号、青土社
内海久美子編著『地域包括ケアってなあに？ 地域で見守る認知症 砂川モデルを全国へ』医学と看護社、二〇一六年
小原知之他「認知症の危険因子と防御因子」『臨床精神医学』45巻4号、二〇一六年
認知症に対するかかりつけ医の向精神薬使用の適正化に関する研究班「かかりつけ医のためのBPSDに対応する向精神薬使用ガイドライン（第二版）」、二〇一六年
大隅典子『脳からみた自閉症』講談社ブルーバックス、二〇一六年

や行

ら行

わ行

は行

ま行

さ行

か行

さくいん

N.D.C.491.371　220p　18cm

ブルーバックス　B-1988

40歳《さい》からの「認知症予防《にんちしょうよぼう》」入門《にゅうもん》

リスクを最小限に抑える考え方と実践法

2016年10月20日　第1刷発行

著者　伊古田俊夫《いこたとしお》
発行者　鈴木　哲
発行所　株式会社講談社
〒112-8001　東京都文京区音羽2-12-21
電話　出版　03-5395-3524
販売　03-5395-4415
業務　03-5395-3615
印刷所　（本文印刷）慶昌堂印刷株式会社
（カバー表紙印刷）信毎書籍印刷株式会社
製本所　株式会社国宝社

定価はカバーに表示してあります。

ISBN978－4－06－257988－9

発刊のことば

科学をあなたのポケットに

二十世紀最大の特色は、それが科学時代であるということです。科学は日に日に進歩を続け、止まるところを知りません。ひと昔前の夢物語もどんどん現実化しており、今やわれわれの生活のすべてが、科学によってゆり動かされているといっても過言ではないでしょう。

そのような背景を考えれば、学者や学生はもちろん、産業人も、セールスマンも、ジャーナリストも、家庭の主婦も、みんなが科学を知らなければ、時代の流れに逆らうことになるでしょう。

ブルーバックス発刊の意義と必然性はそこにあります。このシリーズは、読む人に科学的に物を考える習慣と、科学的に物を見る目を養っていただくことを最大の目標にしています。そのためには、単に原理や法則の解説に終始するのではなくて、政治や経済など、社会科学や人文科学にも関連させて、広い視野から問題を追究していきます。科学はむずかしいという先入観を改める表現と構成、それも類書にないブルーバックスの特色であると信じます。

一九六三年九月　　野間省一